ENERGIEBALANCE

WALTER COAZ

Energiebalance

Entspannung und Wohlbefinden mit der energetischen Therapie

MIDENA

Die Deutsche Bibliothek - CIP-Einheitsaufnahme

Coaz Walter:
Energiebalance : Entspannung und Wohlbfinden mit der
energetischen Therapie / Walter Coaz. - Küttigen/Aarau :
Midena-Verlag. ; Augsburg : Weltbild-Verl., 1996
(Ganzheitlich heilen)
    ISBN 3-310-00225-X

Alleinvertrieb Deutschland
WELTBILD VERLAG GmbH
Steinerne Furt 68-70, 86167 Augsburg

© 1996 MIDENA VERLAG GmbH, CH-5024 KÜTTIGEN/AARAU
Umschlaggestaltung: Bruno Castellani/Dora Hirter
Konzeption, Gestaltung und Illustrationen: Kammermann & Gemeiner, Aarau
Grafiken Seiten 49, 50 und 51: Copyright by Verlags-Anstalt 76, Frederic Vester
Satz und Belichtung: Kneuss Satz AG, Lenzburg
Herstellung: Druckerei Uhl, Radolfzell

ISBN 3-310-00225-X

Inhaltsverzeichnis

Der Weg des Therapeuten – der Weg der Therapie

Das Buch «Energiebalance» basiert auf dreißig Jahren praktischer physiotherapeutischer Arbeit, auf Erfolgen wie auch auf Rückschlägen. Sie ist das Resultat der Auseinandersetzung mit den unterschiedlichsten therapeutischen Anwendungen, des ständigen Suchens, der Selbstüberprüfung und last but not least von Selbstversuchen.

Das während vieler Jahre entwickelte Konzept, stets offen für neue Erkenntnisse, enthält Elemente des traditionellen physiotherapeutischen Handwerks und anderer in unseren Breitengraden entstandener Therapiesysteme und verschmilzt mit den Vorstellungen und Praktiken der traditionellen chinesischen Medizin (TCM). Dieses Konzept ist weder für bestimmte Erkrankungen oder Störungen gedacht noch ist es einer Patientengruppe besser zugänglich als der anderen. Vielleicht sollte ich gar nicht von «therapeutischem Konzept», sondern eher von «Prävention» und «Selbstbehandlung» sprechen.

Anfang der siebziger Jahre besuchte ich einen Kurs des Verbandes Schweizerischer Physiotherapeuten. Dozentin war die Krankengymnastin Christel Heidemann, Lehrerin an der renommierten Krankengymnastikschule von Hede Teirich-Leube, bekannt für ihre am Rücken ausgeführte Bindegewebsmassage. Diese Art Massage hat eine tiefe Wirkung auf das vegetative Nervensystem, sie beruhigt und regt die inneren Organe an, öffnet Arterien usw. Hede Teirich-Leube haben wir es zu verdanken, daß die Bindegewebsmassage Eingang in die Physiotherapie fand. Christel Heidemann demonstrierte uns die Test- und Kontrollgriffe des Bindegewebes am Rücken, den sogenannten Tastbefund, der ein integraler Bestandteil der Bindegewebsmassage ist. Statt nun aber mit der Bindegewebsmassage zu beginnen, kratzte Heidemann mit ihrem Fingernagel am Endpunkt eines «Meridians» – als Meridiane werden in der chinesischen Medizin die Energiebahnen bezeichnet – oder

Die Bindegewebsmassage «Teirich-Leube»

beschmierte solche Punkte mit einer ganz bestimmten Farbe. Sie stimulierte also Meridian-Endpunkte, und zu meinem großen Erstaunen veränderte sich dadurch der Tastbefund am Rücken. Die oberflächliche Stimulation bewirkte eine Veränderung des (Energie-)Zustands im Körper. Schon bald behandelte ich in meiner Praxis nach der Heidemannschen Lehre. In kurzer Zeit – zum Teil genügte eine einzige Sitzung – brachte ich Symptome zum Verschwinden, für die früher 10 bis 12 Behandlungen notwendig gewesen waren. Bei den Patienten kam es dabei allerdings zu Phänomenen, die mir von der traditionellen Physiotherapie her fremd waren. Ich erinnere mich an eine Patientin mit akuten Schulterschmerzen. Nach der Stimulierung der Meridian-Endpunkte verschwanden die Schmerzen, und die Beweglichkeit der Schultern wurde deutlich besser – die Patientin konnte nun aber nicht mehr einschlafen, oder sie bekam Weinkrämpfe. Ein anderes Beispiel: Ich «zauberte» einen Hexenschuß weg, dafür konnte der Patient seinen Kopf nicht mehr richtig drehen. Wie läßt sich erklären, daß bei einer Behandlung der Meridianpunkte sich die Ebenen verschieben? Meine anfängliche Euphorie wich tiefer Ratlosigkeit und Zweifeln. Man muß davon ausgehen, daß der Körper über ein «Energiebahnen-System» verfügt, auf das eingewirkt werden kann. Aber wie läßt sich dieses System therapeutisch nutzen?

Etwas später lernte ich eine andere auf den Meridianen beruhende Methode kennen, die sogenannte Entspannungs-Ausgleichs-Massage von Willy Penzel. Penzels System war hierarchisch geordneter als dasjenige Heidemanns, aber auch es schloß heftige, unkontrollierbare Reaktionen nicht aus. Ich beschloß, den Dingen auf den Grund zu gehen und die Quellen des Energiekonzepts kennenzulernen.

Ich wollte mich nun eingehend mit der traditionellen chinesischen Medizin befassen. Mein Weg führte nach Hongkong und Taiwan. In Taipeh ging ich bei Akupunkturmeistern in die Schule, die auf dem chinesischen Festland noch nach alten taoistischen und konfuzianischen Regeln die traditionelle chinesische Medizin erlernt hatten. Das Großartige an der chine-

Die Stimulation der Meridian-Endpunkte verändert den Energie-Zustand im Körper.

Durch Stimulation der Meridian-Endpunkte können sich die Ebenen, u.a. auch der Schmerzen, verschieben.

Die Entspannungs-Ausgleichsmassage «Penzel»

sischen Medizin war und ist für mich immer noch die Energielehre und daß sie den Menschen als Ganzes, als ein System
sieht, wobei sie auch den Einfluß der Umwelt berücksichtigt.
Diese Medizin ist nicht auf Organe und ihre Schädigungen
zentriert, sie denkt nicht kausal-linear, sondern zirkulär, in
Funktionskreisen. Sie betrachtet alle Komponenten des Lebens
als untrennbar. Körperliche, seelische und geistige Phänomene
sind in ihr verbunden und integriert. Auch das soziale Umfeld,
die Arbeit oder die Wohnqualität, sogar das Wetter, das Klima,
der Gang der Jahreszeiten haben in ihrer Sichtweise Einfluß auf
das menschliche Befinden – das Umfassende, Systematische der
chinesischen Medizin hat mich von Anfang an beeindruckt
und überzeugt. Allerdings mußte ich erfahren, daß sich die Erfahrungen und Therapien dieses in einem fremden Kulturkreis
im Laufe von Jahrtausenden entwickelten medizinischen Systems nicht ohne weiteres auf unsere Kultur, unsere Patienten
übertragen lassen. Ich stellte nämlich fest, daß bei meinen Patienten der Energiefluß viel träger war als bei den Patienten, die
ich in Taipeh unter Aufsicht des Akupunkturmeisters behandelt
hatte. Zeitweise schienen die Patienten in meiner Praxis auf
eine Behandlung mit Nadeln, Fingerdruck oder Moxibustion
überhaupt nicht zu reagieren. Was spielte sich nun hier ab?

Überhaupt schritt mir die Arbeit am Körper oft viel zu langsam
voran, und auch die Ergebnisse waren nicht so eindeutig, wie
ich es mir erhoffte. Es lag bestimmt an meiner Ungeduld – die
ich bis heute noch nicht ganz abgelegt habe –, aber auch an
dem Mühselig-Zähen, das Körperlichem eigen ist. Ich war damals vom Körper zuweilen richtig «enttäuscht» und dachte, es
müßte doch möglich sein, bei den Patienten direkt auf das
Mentale einzuwirken – wie bei einem Computer «ins Programm
einzugreifen» –, dann würden auch die Resultate gleich besser.

So wandte ich mich nun Techniken zu, die eine mentale Beeinflussung versprachen. Durch die Vermittlung eines Psychiaters
lernte ich Willy Quidor kennen, der damals schon weit in den
Siebzigern stand, ein Pionier des Autogenen Trainings. Quidor
unterrichtete auch andere mentale Techniken aus Asien und

Die traditionelle chinesische Medizin sieht den Menschen als Ganzes.

In der traditionellen chinesischen Medizin sind alle Komponenten des Lebens untrennbar.

Der Energiefluß westlicher Menschen ist viel träger als der östlicher Menschen.

Die mentalen Techniken

Brasilien – in diesen Erdteilen hatte er sich lange Zeit auf-
gehalten. Zwei Jahre lang besuchte ich nun Quidors Kurse.
Großen Gewinn zog ich vor allem aus der «Oberstufe» des
Autogenen Trainings, mentalen Reisen, ausgehend von einer
Vorgabe, einer Rahmengeschichte: Du betrittst ein Haus, siehst
dich um, gehst wieder hinaus; oder du schreitest über einen
Hain, gelangst zu einer Kirche, trittst ein und siehst dich um;
oder du steigst auf eine Anhöhe und betrachtest die umlie-
gende Gegend. Solche Reisen erlauben einen Einblick in die
eigene mentale Struktur. Zugleich bekommt man ein Ruhebild,

*Autogenes Training
ist eine ideale
Meditation für
westliche Menschen.*

aufgrund dessen man sich dank der bildlichen Struktur besser
kennenlernt. Autogenes Training ist vielleicht die idealste
«Meditation» für westliche Menschen, und ich halte sie nach
wie vor für eine ausgezeichnete Methode für allgemeine Entspannung, nützlich auch zur Vorbeugung von Krankheiten und
zur Unterstützung des Genesungsprozesses.

Sophrologie

Einige Zeit später begann ich mich mit Sophrologie zu beschäf-
tigen, einer Methode, die von einem spanischen Mediziner
namens Alfonso Caycedo entwickelt wurde und die auf Auto-
genem Training, Hypnose und tibetischen Meditationstech-
niken beruht. Kennen lernte ich die Methode in Kursen für
Ärzte und Zahnärzte, die von zwei Dentisten geleitet wurden,
Abrezol und Dumont.

In den folgenden Jahren trat in meiner beruflichen Entwicklung ein gewisser Stillstand ein. Ich setzte zwar bei meinen
Behandlungen Methoden «mentaler Beeinflussung» ein,
größere Bedeutung bekam dieser Aspekt aber nicht, außer
vielleicht in der Sportlerbetreuung. In diesen «stillen Jahren»
besuchte ich dann und wann Belehrungen und Meditationen
tibetischer Lamas. Unvergeßlich bleibt mir eine tibetische
Medizinwoche, in der Tibeter das ganze Wissen und Lehrge-
bäude ihrer Medizin ausbreiteten. Das Gehörte ließ sich selbstverständlich nicht in die Praxis umsetzen, aber es erlaubte mir
eine Vertiefung der Frage, wie Medizinsysteme aufgebaut sind
und wie sie kulturell verwurzelt sein müssen. Und hinter den
tibetischen und buddhistischen Praktiken entdeckte ich einen

alten Volksglauben, die Bön-Religion, eine Art Schamanismus. («Bön» ist tibetisch und bedeutet «herbeirufen», «Bön-Religion» ist ein Sammelbegriff für viele religiöse und volksmedizinische Strömungen in Tibet, wobei es darum geht, «die Dämonen zu zähmen, oben den Göttern zu opfern und in der Mitte die Feuerstelle zu reinigen»).

Die tibetische Medizin, die mich so beeindruckte, hatte also mit Schamanismus zu tun, und mit diesem wollte ich mich befassen. Ich beschloß, Kurse beim Anthropologen Michael Harner zu besuchen, einem Amerikaner, der einen indianischen Schamanismus lehrt. Die schamanistischen Praktiken zogen mich rasch in ihren Bann, vor allem das stundenlange Trommeln. Was mich daran so faszinierte, wußte ich nicht so genau, aber es tat meiner Seele wohl, es war wie ein Heimkehren: heim zur Quelle des Seins und des Wirkens. Unmittelbar in meine physiotherapeutische Arbeit konnten auch die schamanistischen Praktiken nicht einfließen, das war mir klar. Und es ging sehr lange, bis ich überhaupt begriff, was ich bei den Schamanen gelernt hatte: Diese Erfahrung hat mein Verhältnis zu Zeit und Raum verändert. Vergangenheit und Zukunft vermischten sich allmählich und wurden zugleich auch gegenwärtiger. Aber vor allem hatten sich bei mir die Begriffe für die Ur-Dinge wie Himmel, Erde, Mitte und Balance mit sinnlicher menschlicher Erfahrung erfüllt. Diesen Raum durfte ich erfahren, er war lebendig geworden. Und ich begriff nun allmählich, daß mein berufliches Weiterkommen nicht im Äußeren, in der Technik lag, sondern in mir selbst – in meinem Innern.

Der Schamanismus hat mein Verhältnis zu Zeit und Raum verändert.

Ur-Dinge wie Himmel, Erde, Mitte und Balance füllen sich mit sinnlicher menschlicher Erfahrung.

Selbsterfahrung bei den Schamanen, bei Stanislav Grof und bei Körpertherapeuten ließ mich tiefe Erfahrungen machen, Erfahrungen mit meinen Energien, wie sie blockiert waren und wie sie auch wieder zum Fließen kamen. Ich erkannte immer deutlicher, daß Energiebalance eine sehr dynamische, aber auch eine sehr sensible Angelegenheit ist.

Allmählich erfüllte und beschäftigte mich eine tiefe Erfahrung, die nicht nur mit meiner Person zu tun hatte. Was ist Bewußtsein? Wer und was bin ich, wer und was sind die andern? Es sind dies Erfahrungen, die sich nicht in Worte fassen lassen, die in Worte zu fassen auch keinen Sinn machen würde. Für mich als Therapeut von entscheidender Bedeutung war zu erkennen und zu erfahren, daß die drei Ebenen des Lebens und Erlebens – die mentale, die emotionale und die körperliche Ebene – niemals voneinander getrennt werden können, daß jede in die andere hineingreift – und immer, wenn man sich auf einer Ebene befindet, sind die beiden andern ebenfalls in irgendeiner Form beteiligt.

Die Energie-Balance ist dynamisch und sensibel zugleich.

In den achtziger Jahren wies mir Mantak Chia den Weg, wie man Energie entfalten und entwickeln kann. Während der klassische Weg der Energiearbeit, die Akupunktur, von einem Therapeuten ausgeübt werden muß, kann mit der Methode, die Mantak Chia beschreibt, dem Tao Yoga, der Patient selbst seine Energie trainieren. Da schloß sich für mich ein weiterer Kreis. Ich erfuhr, wie ich die Heilfähigkeit und die Heiltätigkeit an den Patienten weitergeben konnte, der nun nicht mehr länger vom Therapeuten abhängig war. Mantak setzt im übrigen eher mechanische Techniken ein.

Energie entfalten und entwickeln.

Später lernte ich mit Julie Henderson eine Therapeutin kennen, deren Energiearbeit viel feiner und weicher war. Hendersons Thema ist die «weibliche Energie»; es geht bei ihr darum, diese Energie in sich zu entdecken, damit zu arbeiten. Julie Hendersons Übungen und Erfahrungen leiteten mich an, meine weibliche Seite genauer zu betrachten und auszuhalten – nicht im Sinne heroischen Aushaltens, sondern wie eine Weide, die sich im Sturm elastisch wegbiegt, um sich anschließend wieder aufzurichten. Nicht um Sieg und Niederlage geht es, sondern darum, sein Sein in der Ganzheit von Weiblichkeit und Männlichkeit zu erfahren – keine Sache von Normen oder Hypothesen oder des Geschlechts – und wiederum etwas, das mit Worten eigentlich nicht zu vermitteln ist.

Das Sein in der Ganzheit von Weiblichkeit und Männlichkeit erfahren.

Die Energie

Bei jedem chemischen oder physikalischen Vorgang ist Energie im Spiel. Jede Materie kann als eine Form von Energie angesehen werden. Jede Materie, und dazu zählt auch der Mensch, ja das ganze Universum, unterliegt einer steten Umwandlung der Energien; es kommt zu einem Ineinandergleiten und Ineinanderfallen von energetischen Zuständen. Wir haben es mit einem «dynamischen Gewebe von untrennbaren Energiestrukturen» zu tun, wie es der Physiker Fritjof Capra ausgedrückt hat.

Materie ist Energie.

Die «Lebensenergie», von der die **Energetische Therapie** ausgeht, meint freilich etwas anderes, sie ist keine physikalische Größe, obwohl Leben nicht unabhängig von der materiellen, unserer biologischen, chemischen, physikalischen Welt denkbar ist. In den Neuronen und zwischen den Nerven-Synapsen strömt zum Beispiel elektrische Energie, sowohl in Zuständen der Aktivität wie auch der Ruhe. Beim Stoffwechsel wird Materie in Wärme respektive in Energie umgewandelt – mit all dem hat Leben selbstverständlich zu tun. Dennoch: Die Energie, die ich meine, ist lediglich eine «Idee», meine Verwendung des Begriffs ist eine **symbolische**, auch wenn sich die Beschreibung der «Lebensenergie» in Analogien zur physikalischen Energie erstaunlich weit treiben ließe. Diese «Lebensenergie» entspricht ungefähr dem, was bei den Chinesen **qi** heisst, bei den Indern **prana**, bei den Japanern **ki** und den Griechen **pneuma**. Paracelsus hat es **noumia** genannt, Hippokrates **Naturkraft** («vis naturae»), gewisse russische Autoren sprachen von **bioplastischer Energie**. Es handelt sich um jene «Kraft», die Leben antreibt oder ausmacht – jenseits der reduktionistischen Naturwissenschaft, in deren Auffassung sich ein lebendiger und ein eben verstorbener Mensch ja kaum unterscheiden. Weil der Begriff «Energie» von unserer Alltags- und Wissenschaftssprache besetzt ist und jener der «Lebensenergie» im Ruch des Esoterischen steht, müßte ich vielleicht von «Geist» sprechen, bei Gregory Bateson typische Eigenschaft dynamischer komplexer **biologischer Systeme**.

Die Lebensenergie ist jene Energie, die Leben antreibt und ausmacht.

Oder von «Information» – meine «Lebensenergie» hat auch Qualitäten, die an das erinnern, was Erich Jantsch «pragmatische Information» nennt: Sie ist zum Beispiel auf **Wirkung** ausgerichtet. Aber auch diese Analogie hat ihre Grenzen: «Informationen» verschwinden durch die Übertragung an einen Empfänger beim Sender nicht; wenn ich jemandem etwas mitteile, bleibt also auch mir der Inhalt des Mitgeteilten erhalten. In dieser Umschreibung gleicht meine «Lebensenergie» nicht der Information, sondern eher der physikalischen Energie. Aber «Information» kann anderseits wie Leben auch vollständig verlorengehen oder im Gegenteil im Laufe von Prozessen völlig neu entstehen und sich vermehren. Darin unterscheidet sie sich von «Energie» – und gleicht wieder meiner «Lebensenergie». Wie dem auch sei: Der Begriff «Lebensenergie» scheint mir derart anschaulich und beziehungsreich, daß ich ihn allen anderen vorziehe.

Die Lebensenergie fließt in Bahnen.

Die **traditionelle chinesische Medizin** (TCM) lehrt uns, daß sich im Menschen diese subtile Energie in bestimmten Bahnen bewegt, den Meridianen. Ich gehe anderseits von einem dem Menschen eigenen, **individuellen Energiepotential** aus – keine fixe Größe, denn sie kann «abnehmen» (bis zum Tod des Individuums), und sie läßt sich vergrößern, «vermehren». Dieses individuelle «Energiepotential» denke ich mir als eine Entität, grundsätzlich unteilbar, obwohl sie sich in verschiedene **Teilfunktionen** aufzusplittern **scheint** – in eine physiologische, eine mentale, eine emotionale Komponente – oder sich vielmehr auf diesen drei Ebenen **manifestiert** – und auch verschiedene Qualitäten annimmt: Nahrungsenergie, Abwehrenergie, Erbenergie u.a.

Beurteilen oder messen läßt sich diese Lebensenergie nicht als Ganzes, wir können lediglich ihre Manifestationen erkennen (und messen), bei einer Erkrankung zum Beispiel, im Verhalten oder an der Körperhaltung, durch Messungen an den Meridianpunkten, durch Pulsbefunde usw. Der **energetische Befund**, den ich aufnehme, liefert also ein Bild des **Energiezustandes** eines Menschen und bestimmte Informationen über die einzelnen Bereiche. Ich kann erkennen und bestimmen, **wie die Energie fließt, wo sie blockiert sein könnte.** Die Manifestationen der Energie kann ich dann am besten erkennen, wenn irgendeine körperliche oder psychische Störung vorliegt, das heißt, wenn der Fluß der Energie gehemmt oder blockiert ist. Schmerz ist ja gleichsam «der Schrei des Gewebes nach fließender Energie», um R. Voll, den Begründer der Elektroakupunktur, zu zitieren. Wenn die Energie hingegen fließt – etwa im Zustand der Entspannung, Erholung, Befriedigung –, werden sich auch die Energiemeßwerte, zum Beispiel die Pulswerte, in einem harmonischen Gleichgewicht befinden. Mit der TCM gehe ich schließlich davon aus, daß ich über die Meridiane beziehungsweise die Akupunkturpunkte diesen Energiestrom auch beeinflussen kann.

Gehemmte oder blockierte Engerie manifestiert sich in körperlichen oder psychischen Störungen.

Der Energiestrom kann über die Meridiane beeinflußt werden.

Energie und Muskulatur

Jede zielgerichtete Handlung eines Menschen, jede Lebensäußerung ist gekoppelt an ein Ausführungsorgan, die Muskulatur. Ich kann keine Handlung vollbringen, an der nicht die Muskulatur beteiligt ist, weder atmen noch verdauen noch reden oder schauen, weder angreifen noch weglaufen. In der Muskulatur wirken die Energieblockierungen am nachhaltigsten, obgleich sich Störungen im Energiefluß durchaus auch anderswo manifestieren können, etwa in der Haut. Die Muskulatur ist eben gleichsam unser Körper-Ich, hier fühlen wir uns zu Hause, und der Körper ist «unser Haus». Wenn dieses heimische Gefühl durch veränderten Tonus, durch veränderte Empfindungen in der Muskulatur gestört ist, dann ist der ganze Mensch «gestört». Auf dieser Erkenntnis baut auch die «leiborientierte Psychotherapie» Ch. Scharfetters, des Zürcher Professors für Psychiatrie auf. Scharfetter trennt nicht scharf zwischen Psyche und Physis. Folgerichtig geht sein Konzept auch nicht wie das der Psychosomatik von einer «psychischen» Entstehung körperlicher Krankheiten oder Symptome aus; stattdessen beschreibt Scharfetter die Interdependenzen beider Sphären im «**Leib**», Schnittpunkt von **Seele** und **Körper**, und setzt mit seiner Therapie beim Körper (beziehungsweise eben beim «Leib») seiner psychisch kranken Patienten an.

In der Muskulatur wirken Energieblockierungen nachhaltig.

Die «leiborientierte Psychotherapie» trennt nicht scharf zwischen Psyche und Physis.

Auch Wilhelm Reich, dem Scharfetter nach eigenem Bekunden das eine oder andere zu verdanken hat, richtete sein Augenmerk vor allem auf die Muskulatur, weil dort nach seiner Auffassung die Gefühle blockiert sind. Ich stimme Reich zu, daß die Muskulatur in dem Mechanismus, der die Energie blockiert, eine große Rolle spielt. Sie ist vor allem der Ort, wo der **Zugriff** zur Blockierung am einfachsten ist. Ich bin aber mit der chinesischen Medizin der Auffassung, daß sich das Gesamtpotential der Lebensenergie **auf allen Ebenen des menschlichen Organismus** manifestieren kann, auf der körperlichen ebenso wie auf der emotionalen oder mentalen, je nach Individuum mehr auf der einen oder anderen Ebene.

> *In der Muskulatur ist der Zugriff zur Blockierung am einfachsten.*

■ Krankheit aus der Sicht der Energielehre

Wie wird nun Krankheit in der Energielehre definiert? Krankheit ist nach chinesischer Vorstellung immer gehemmter Energiefluß. Ein Bild soll verdeutlichen, was gemeint ist: Geröll und Geschiebe in einem Bergbach stauen das Wasser; dies kann zu Überschwemmungen führen. Hinter dem gestauten Material ist **Fülle**, diesseits **Leere**, ein anschauliches Bild für den blockierten Energiefluß, der zu Dysfunktionen führt. Analog verhält es sich auch beim Energiefluß im menschlichen Körper, in den energetischen Bahnen. Es ist beim Menschen letztlich einerlei, ob die Energie im mentalen, im emotionalen oder im körperlichen Bereich blockiert oder gestaut ist. Alle drei Bereiche gehören untrennbar zueinander und bilden ein Ganzes. Wenn ich viel denke, rede und schreibe, steigt mir die Energie «in den Kopf» und versorgt den Geist. Dadurch wird sie jedoch dem Körper entzogen; ich bekomme «kalte Füße». Wenn ich immer weiter denke und rede und schreibe, kommt es zu Muskelatrophien, weil ich mich kaum mehr bewege.

> *Krankheit ist immer gehemmter Energiefluß.*

Aber gleichgültig, auf welcher Ebene die Energie blockiert ist, immer ist der **beste Zugang** über den **Körper**. Bewegung (im Körper) bewirkt, daß das «stauende Geröll und Geschiebe» wegtransportiert wird. Es ist wie beim Bach: Entweder wird der Druck der Fülle hinter dem stauenden Material so stark, daß die Mauer bricht und weggeschwemmt wird, oder aber Menschenhand räumt das Geröll weg. Schon im Mutterleib bewegt sich der Fötus ständig und heftig. Bei der Geburt wirken starke Bewegungen aktiver und passiver Natur auf das Ungeborene ein. Beim Kleinkind werden Gefühle, Unwillen und Wünsche in Bewegung ausgedrückt: Es strampelt, schreit, lächelt, lacht. Bewegung ist überhaupt eine wichtige Form kindlicher Kommunikation. Dies gilt auch für nicht mehr ganz kleine Kinder.

Bewegung löst blockierte Energie.

Kürzlich wartete ich in einer Bäckerei, bis die Reihe an mir war. Die Verkäuferin nahm es recht gemütlich, und ich begann allmählich ungeduldig zu werden. Ich spürte im Körper eine Verkrampfung, vor allem aber in den Beinen, und eigentlich hätte ich in dieser Situation mit den Füßen heftig stampfen wollen. Vor mir wartete ein etwa zehnjähriger Junge, und plötzlich sah ich, wie er mit den Füßen stampfte: Er konnte seine Ungeduld in körperliche Aktivität umsetzen.

Es scheint also klar zu sein, daß sich die Gesamtenergie vor allem auf der körperlichen Ebene manifestiert. Wenn sie ausgeglichen ist, kann sich die bei Ruhe und Entspannung bessere Durchblutung usw. auch wieder auf den anderen beiden Ebenen auswirken. Der Körper ist bloß unser «Konkretestes», aber wenn uns das Körpergefühl abhanden kommt, dann verlieren wir auch unser «Ich», dann gleiten wir in eine Art «schizophrenes Erleben» ab.

Die Gesamtenergie manifestiert sich vor allem auf der körperlichen Ebene.

Wilhelm Reich schreibt, ein psychisches Erlebnis werde «in seinen Wirkungen nicht durch seinen Inhalt bestimmt, sondern durch das Maß an vegetativer Energie, das durch dieses Erlebnis mobilisiert wird». Es gilt auch die Umkehrung: Ein psychisches Erlebnis ist in seiner Wirkung durch das Maß an Energie bestimmt, die durch das Erlebnis **blockiert** wird. Da der Energiefluß dem Rhythmus der Jahreszeiten folgt, bedeutet eine solche Blockierung auch, daß jemand nicht mehr angekoppelt ist an den natürlichen Zyklus, symbolisiert durch die Wandlungsphasen. Er bleibt in einer Phase stecken, die sich in seiner Emotionslage ausdrückt. Die Behandlung zielt darauf ab, ihn an den ganzen Zyklus gleichsam wieder anzukoppeln.

Entfremdung

Mit «Entfremdung» bezeichne ich zunächst die Trennung des Menschen von der «Natur» als Ganzem, vom «Kosmos». Es ist eine Trennung, die aus dem **Bewußtsein** unserer Individualität und unserer Vergänglichkeit erwächst; es ist die biblische Ursünde, die zur Vertreibung aus dem Paradies geführt hat – was im Grunde genommen nichts anderes bedeutet, als abgespalten zu sein. Die Ursünde hat nichts mit einem individuellen Verstoß oder Vergehen zu tun, sie meint das spezifisch Menschliche, sie ist eine anthropologische Gegebenheit: die ausweglose, trostlose Erkenntnis, daß wir nicht unendlich sind, nicht ewig gesund, daß wir erst im Tode die Wiedervereinigung mit der Natur erlangen, sie dann aber nicht mehr bewußt erfahren. Diese Einsicht stellt eine schwere «narzißtische Kränkung» (Gottschalch) dar. Wir wehren uns dagegen, halten sie von uns fern, versuchen sie krampfhaft zu verdrängen. Und wir setzen zugleich viel daran, unsere Vergänglichkeit zu kompensieren. Zahlreich sind die Zeugnisse solcher Versuche **sozialer oder kultureller Kompensation**: religiöse Prunkbauten, die ägyptischen Pyramiden, die griechischen Tempel, unsere Kathedralen. In jüngster Zeit sind es die prächtigen Krankenhäuser, die Bürosilos und Bankhäuser, welche die Kirchen als Wahrzeichen unserer Städte abgelöst haben. Auch die Flüge zum Mond, ausgeklügelte ideologische Systeme oder politische Strukturen sind Versuche, der Vergänglichkeit ein Schnippchen zu schlagen und Verbindung zum Himmel, zur Ewigkeit zu schaffen. Atomschutzanlagen, chinesische Mauern, Lebensversicherungen – nichts als Versuche, sich gegen die Gewißheit des Endes zu schützen und zu panzern. Und wenn wir moderne Menschen des naturwissenschaftlichen Zeitalters uns ins Denken absetzen, unseren Körper nur noch als theoretisches Konstrukt, als Maschine, als Objekt der Wissenschaft gelten lassen, statt ihn als rhythmisch pulsierenden, sich wandelnden Organismus zu **erleben**, so werte ich auch dies als einen Versuch, unsere Sterblichkeit zu verdrängen. Am liebsten würden wir uns diesen Körper, der ein kümmerlich Ding ist, «vom Leibe halten». Er wird krank, er wird alt, er stirbt. Er fällt

Der Mensch versucht ein ganzes Leben lang, seine Vergänglichkeit zu kompensieren.

aus einem ordentlichen in einen unordentlichen Zustand, er zerfällt. Er verheißt keinerlei bleibende Substanz. Auch noch so kleine Körpersensationen beunruhigen uns, Herzgeräusche können massive Ängste auslösen, aber auch ein schwaches Schlottern oder Zucken eines Muskels bleibt nicht ohne Reaktion: Da stimmt doch etwas nicht, etwas ist außer Kontrolle.

Das Geistige hingegen verspricht, zumindest scheinbar, Beständigkeit und Sicherheit. Gedanken kann man aufschreiben, festhalten, auf Informationsträgern speichern; und wenn ich sie formuliere, setze ich mich auch etwas vom Körper ab, scheine ihm nicht mehr so sehr ausgeliefert. Aber zuletzt hilft doch nichts, es gibt kein Entrinnen, wir können uns nicht vom Körper lösen; und der legt ständig Zeugnis ab von der Ausweglosigkeit unserer Fluchten. Jeder Schmerz, jede Krankheit erinnert uns daran, daß wir nicht unsterblich sind. Und unsere Angst und unsere Abwehr wirkt tief in unserem Körper – in Form muskulärer Panzerungen.

Angst und Abwehr führen zu muskulären Panzerungen.

Der aufrechte Gang

Schon vor ein paar Millionen Jahren lebten in Afrika aufrecht-gehende Vorfahren des Menschen. Der Anthropologe Gerhard Hebener schreibt über die Entwicklung des aufrechten Gangs: Affen sind primär Baumtiere. Sie haben im Laufe ihres Lebens im Geäst gewohnt und die Augen als das dafür wesentlichste Sinnesorgan vergrößert und nach vorn verlagert, bis der stereo-skopische Effekt eintrat, also das räumliche Sehen möglich wurde. Als die äffischen Vorformen der Menschenahnen – aus welchen Gründen auch immer – den Lebensraum wechselten und mehr und mehr auf dem Boden hausten, mußten sie mit neuen Gegebenheiten der Natur leben lernen. Ihre Riechorgane hatten sich durch die Vergrößerung der Augen zurückgebildet, und sie vermochten kaum mehr zu «wittern». Von Baumgruppe zu Baumgruppe mußten auf dem Boden kleinere oder größere Entfernungen überwunden werden. Am Boden war es aber gefährlicher als auf den Bäumen. Die Bodenvegetation verhinderte, allfällige Feinde zu sehen, und die Nase hatte als Witterungsorgan an Bedeutung eingebüßt. Um diesen Verlust zu kompensieren, setzte man einesteils auf diejenigen Erb-gutträger, die ihre Umgebung scharf beobachteten, andernteils waren Affen gefragt, die gleichzeitig beobachten und sich fort-bewegen konnten, also zur nächsten Baumgruppe «rannten». Sie hatten die größte Chance zu überleben.

Nur «optimale» Erbgutträger konnten die Existenz des Affen in den neuen Lebens-räumen garantieren.

Mit dem aufrechten Gang nahm die Entfremdung des Men-schen von der Natur ihren Anfang. Aufrecht gehen heißt Distanz schaffen, zeichenhaft und wirklich. Durch das wach-sende Bewußtsein verlor der Mensch die Einheit, das Ganze; er begegnet der Natur als dem Anderen, dem Fremden, und dieses Verhältnis wird ihm zugleich zum Problem. Der Preis für den Prozeß der Zivilisation ist, daß der Mensch selbst ein Fremder in «seinem eigenen Haus», im eigenen Körper geworden ist. Da-durch ringt er immer häufiger um seine eigene Identität.

Mit dem aufrechten Gang entfremdete sich der Mensch von der Natur.

Im Laufe der Geschichte der komplexen gesellschaftlichen Ent-wicklung hat sich die Ur-Entfremdung stetig diversifiziert und vertieft: Kennzeichen der modernen Industriegesellschaft ist ja eine hochgradig entwickelte soziale Arbeitsteilung; harte Konkurrenz unter den Individuen und Gruppen beschleunigt soziale Mobilität. All dies führt dazu, daß die Menschen entgegen den vorherrschenden Ideologien und sozialen Mythen in der Arbeitswelt nur noch ausnahmsweise Daseinserfüllung und Selbstwertbestätigung finden können. Die Menschen haben seit langem auch die Übersicht, die Kontrolle über ihre Lebenswelt verloren. Mehr oder weniger leiden wir schließlich alle unter **psychischer Entfremdung**, die daraus resultiert, daß wir lernen müssen, unsere Emotionen abzuwürgen und/oder nach innen zu lenken – auch buchstäblich, indem wir sie in autodestruktive Kräfte umwandeln und sie in der Muskulatur blockieren. Das ist der Preis, den wir für den «Prozeß der Zivilisation» bezahlen.

Abgewürgte Emotionen führen zu psychischer Entfremdung.

Es ist kein Zufall, daß ich als Therapeut nicht selten Patienten betreue, die eigentliche «Mordlust» verspüren, einen starken aggressiven Antrieb, den sie aber in **keiner** Form ausleben können. Stattdessen richten sie die Aggression irgendwie gegen sich selbst, vielfach in Form von Krankheit oder Unfall. Für solche Menschen ist es schwierig, den «Weg zur Mitte» zu finden, weil sie tatsächlich Angst haben müssen, sie könnten beim «Loslassen» andern oder sich selbst Gewalt antun. Diese Angst verstärkt sich noch, wenn die strukturellen Blockierungen aufgeweicht werden, die uns halten und vor dem Ausleben unserer Aggressionen schützen. Es braucht viel Mut, den Tatsachen und der eigenen Phantasie in die Augen zu sehen und beispielsweise die Mordlust zu akzeptieren und mit ihr umzugehen.

Gestaute Aggressionen werden oft in Krankheit oder Unfall ausgelebt.

Polarität, Tao und Mitte

Unsere Schwierigkeit, mit den dunklen Seiten klarzukommen, hat auch damit zu tun, daß wir es von unseren westlichen, christlichen Moralvorstellungen und den von rational-binärer Logik geprägten Denkmodellen her gewohnt sind, in ausschließenden Gegensätzen zu denken und in binären Rastern zu handeln. Die östlichen Systeme, der Taoismus etwa, bieten in dieser Hinsicht viel bessere Handhaben, sich den Widersprüchen des Lebens zu stellen.

Zwischen den Polen Yin und Yang liegt die Mitte.

Ich habe schon wiederholt erwähnt, daß die Chinesen dem Universum und allem Seienden eine duale Struktur zuschreiben, deren Pole Yin und Yang von ihnen aber nicht als starre Größen verstanden werden. Der Gedanke des Paares steht bei ihnen nie gelöst von der Vorstellung der Verbindung, die das Ganze ausmacht. In der Auffassung von **komplementären** Polen, zwischen denen sie sich bewegen und Energie fließt, Yin und Yang, ist das zu suchen, was ich als «Mitte» bezeichne. Laotse wird uns eine erste Annäherung gestatten. «Das Tao ist aller Dinge Heimat», lesen wir im «Tao-te-king». Alle Gegensätze werden im «Tao» aufgehoben – das hier auch mit «Sinn» oder eben «Mitte» übersetzt werden könnte – indem sie in steter Wandlung sich gegenseitig ausgleichen. Die «Extreme» einer Polarität – Mann und Frau, hell und dunkel, krank und gesund – bilden eine bewegte Einheit, deren eine Seite aktiv ist, während die andere komplementäre zwar im Augenblick passiv, aber dennoch stets «da» ist.

Das Leben ist weich und schwach, der Tod hart und starr.

So schlägt jede Bewegung notwendigerweise in ihr Gegenteil um. «Der Mensch ist bei Eintritt ins Leben weich und schwach und nach dem Tod hart und starr. Desgleichen die Pflanzen. Darum sind die Harten und Starken Gesellen des Todes». Es ist die Stärke und die daraus erwachsende Starrheit, die den Tod herbeiführt. Aus dem Zitat wird einmal mehr der zyklische Aspekt des taoistischen Weltbildes deutlich, das dabei aber die Tatsache niemals beschönigen muß, daß dem einzelnen «nicht zu helfen» ist, daß Zyklen und «Mitte» im Sinne des Tao das

Ganze meinen – für uns als Individuen bedeutet dies, daß wir als Teil dieses Ganzen – und nur so – zuletzt bestehen, wahr bleiben – unabhängig davon, ob wir uns dessen bewußt sind oder nicht. Wir können «Mitte» freilich auch erfahren, indem wir uns ins Gleichgewicht versetzen, indem wir Verbindung zu den Polen suchen, zu Schwäche und Stärke, zu weiblich und männlich. Voraussetzung ist, daß wir **beide** Zustände bewußt durchlebt haben. Solche «Mitte» ist Resultat eines Prozesses, sie ist nicht wie das «Tao» immer schon da, sie ist Ergebnis und Essenz der **Erfahrung** des Tao, der **Ankopplung** an das «Ganze».

Die Wirbelsäule weist uns die Richtung, in der wir «Mitte» suchen können.

Mit der Wirbelsäule weist die Natur selbst uns «Entfremdeten» die Richtung, in der wir «Mitte» suchen können, auf einer «höheren» Ebene, indem wir **Verbindung** schaffen zwischen oben und unten, zwischen «Himmel» und «Erde».

Weltachse und Wirbelsäule

Der Anthropologe Michael Harner hat einmal gesagt, die besonderen Heilmethoden des Schamanismus zeichneten sich dadurch aus, daß der Schamane sich in einen veränderten Bewußtseinszustand versetze und sich auf eine «Reise» in die verborgenen Dimensionen des Universums begebe, in eine andere Realität; diese andere Wirklichkeit aber bestehe aus einer **Ober-** und einer **Unterwelt**.

Wenn wir die schamanistischen Kosmologien betrachten, so fällt auf, daß die drei evolutionären Schritte, die das Leben nach der Ansicht der **Evolutionisten** gemacht hat – vom Wasser aufs Land, vom Land auf die Bäume, von den Bäumen in den Himmel und von dort wieder zurück auf die Erde – in der Symbolik der Schamanen vollkommen enthalten sind: «Es gibt drei große kosmische Regionen, welche man der Reihe nach durchmessen kann», schreibt Mircea Eliade in seinem Standardwerk über den Schamanismus. Die **Verbindung** der drei Ebenen – Himmel, Erde und Unterwelt – werde symbolisch durch die Weltsäule oder Weltachse geschaffen. Diese Weltachse erlebe auch in den Behausungen der Menschen gleichsam eine konkrete Wiederholung: Für die Eskimos zum Beispiel ist der Himmelspfeiler völlig identisch mit dem Pfosten in der Mitte ihres Hauses, und für die Altai-Tataren, die Buriäten und Sojoten ist der Zeltpflock gleich dem Himmelspfeiler. «Bei den Sojoten überragt er die Spitze der Jurte und ist oben mit blauen, weißen und gelben Lappen geschmückt, welche die Farben der Himmelsgegenden darstellen. Dieser Pflock ist heilig; er wird fast als Gott angesehen.» Obwohl das schamanische Erlebnis im eigentlichen Sinn dank der **kosmologischen** Vorstellung von den drei kommunizierenden Zonen zum **mystischen** Erlebnis habe werden können, schreibt Eliade weiter, gehöre die kosmologische Vorstellung selbst nicht ausschließlich der Ideenwelt des sibirischen und zentralasiatischen oder eines beliebigen anderen Schamanismus an, es handle sich um einen

In der Symbolik der Schamanen sind die drei evolutionären Schritte enthalten: Himmel – Erde – Unterwelt.

allgemein verbreiteten Gedanken, der aus dem Glauben an die Möglichkeit einer direkten Verbindung mit dem Himmel (und der Unterwelt) erwachsen sei. Auf makrokosmischer Ebene werde die Verbindung durch eine Achse (Baum, Berg, Pfeiler usw.) verbildlicht, auf der mikrokosmischen durch den Mittelpfahl der Behausung oder das Loch oben im Zelt.

Im alten China war es den Herrschern vorbehalten, Himmel und Erde miteinander zu verbinden, darin bestand sogar ihre hauptsächliche Aufgabe und Legitimation. Marcel Granet erklärt: «Das Wort König (wang) wird mit einem aus drei horizontalen Strichen bestehenden Zeichen geschrieben, die nach Auskunft der Etymologen den Himmel, den Menschen und die Erde versinnbildlichen; diese drei Striche verbindet in der Mitte ein vertikaler Strich, denn die Rolle des Königs ist es, zu verbinden». Aber auch gewöhnliche Sterbliche konnten die Verbindung zum Himmel herstellen. Für sie war die Prüfung am Klettermast bestimmt: «Dieser Mast wurde in der Mitte des Männerhauses aufgestellt. Wer immer an die Spitze des Mastes gelangte, konnte sich am Himmel nähren – und auf diese Weise wurde man zu einem Sohn des Himmels.» Die traditionelle chinesische Medizin stellt eine Entsprechung zu den traditionellen Kosmologien selbst im Bereich des menschlichen Körpers her. Die Akupunktur kennt nämlich drei funktionale Zonen – oben, Mitte, unten, die je über einen Hauptakupunkturpunkt behandelt werde können, und die Verbindung geschieht durch die inneren Kanäle, die in der Wirbelsäule verlaufen. Die **Wirbelsäule** erscheint hier also gleichsam als **Verkörperung** der Weltachse und der anzustrebenden Verbindung zwischen Himmel und Erde.

Die Wirbelsäule verkörpert die Weltachse, sie ist gleichsam Verbindung zwischen Himmel und Erde.

Es ist für den Physiotherapeuten immer wieder erschütternd zu sehen, wie selbstzerstörerisch Menschen, Patienten mit ihrer Wirbelsäule umgehen. Sie belasten sie zu stark, etwa mit zu langer sitzender Tätigkeit, sie heben ohne Training Lasten, welche die Bandscheiben überfordern, sie legen beim Joggen völlig untrainiert lange Distanzen zurück. Schlimmer noch: Sie scheinen keinerlei Gefühl für ihre Wirbelsäule zu haben – kein

Der Mensch treibt mit der Wirbelsäule Raubbau.

Haltegefühl, kein Bewegungsgefühl. Viele Menschen, besonders Männer, sind stolz auf ihr gut funktionierendes Gehirn. Für dessen Fundament, die Wirbelsäule, scheinen sie aber kein Gefühl zu haben. Sie sehen an der Evolutionstatsache vorbei, daß ohne das Aufrichten – ohne die Wirbelsäule – auch das menschliche Gehirn und das zentrale Nervensystem sich nicht hätten entwickeln können.

Ohne das Aufrichten der Wirbelsäule hätten sich menschliches Gehirn und zentrales Nervensysem nicht entwickeln können.

Die Wirbelsäule erlaubt mit ihrer «modularen Bauweise» – starre Elemente (Wirbelkörper) wechseln sich mit flexiblen Elementen (Bandscheiben) ab – eine Verbindung von Statik und Beweglichkeit, die ja nicht über die ganze Länge der Wirbelsäule verteilt, sondern eben auf die Bandscheiben begrenzt ist. Neben dem Halten, Tragen und Bewegen des Körpers hat die Wirbelsäule noch weitere Aufgaben. Die Wirbelsäule beziehungsweise eine gute Haltung ist Voraussetzung für ein gutes Funktionieren der Atmung, der inneren Organe und der Wärme- und Blutregulation.

Beim Menschen ist eine ökonomische Haltung «nicht **genetisch** verankert, sondern durch eine habituelle Realisation automatisiert», wie Bruno Baviera schreibt. So können also auch nicht-ökonomische Haltungen ohne äußere Notwendigkeit eingehalten und eingeschliffen werden. Das Resultat ist unter Umständen eine gewohnheitsmäßige Fehlhaltung. Solch eine natürliche Tendenz zur Fehlhaltung hat der deutsche Orthopädie-Professor Rudolf Klapp 1904 übrigens sogar bei Hühnern festgestellt. In seiner Berliner Zeit ging er eines Tages in eine große Geflügelhandlung und fragte, ob es auch krumme Hühner gäbe, was bejaht wurde. Nachdem er versprochen hatte, für jedes krumme Huhn eine Mark über den Tagespreis zu zahlen, bekam er in wenigen Wochen eine so große Sammlung skoliotischer Hühner, daß er sein Angebot zurückziehen mußte. Diese Feststellung ist insofern von Bedeutung, als Wirbelsäulenverkrümmungen bei den domestizierten zweibeinigen, halb aufrecht stehenden Hühnern ebenso häufig ist wie beim zweibeinigen, aufrecht stehenden Menschen, während sogar die domestizierten vierbeinigen Tiere, die ihre Wirbelsäule hori-

Wirbelsäulenverkrümmungen sind bei zweibeinigen Lebewesen häufig.

zontal tragen, fast immer davon verschont bleiben. Damit war ein wichtiges und bislang nicht bekanntes (auch nicht von Zoologen) Analogon zur menschlichen Skoliose gefunden. Die Hühnerskoliose weist übrigens alle grundsätzlichen Merkmale der menschlichen Skoliose auf. Wir sind also, um die Erkenntnisse weiter zu vertiefen, **genetisch dazu verurteilt**, mit unserer Wirbelsäule ständig «Mitte» **suchen** zu müssen. Nur indem wir ständig die Verbindung zu Himmel und Erde **suchen**, schützen wir uns vor Schädigung und Krankheit.

Die Wirbelsäule braucht Mitte.

Was bedeutet nun aber «Mitte-Suchen» in bezug auf die «Haltung»? Die Behandlung von Tausenden von Haltungsgeschädigten hat mir gezeigt, daß wir bei Fehlhaltungen hauptsächlich mit drei Problemen konfrontiert sind:

- In der Therapie behandeln wir am häufigsten Patienten, deren Haltung irgendwie «verschoben» oder «verrückt» ist, auch die Wirbelsäule.

- Die einengende, unharmonische Haltung verengt den persönlichen Raum des Menschen, die Atmung wird behindert, die Leistung der inneren Organe vermindert, die Muskulatur muß wegen der Fehlhaltung bedeutend mehr Arbeit leisten. Degenerative Erkrankungen sind somit vorprogrammiert.

Einengung des Raums

- Durch die Fehlhaltung fließt auch die Körperenergie unharmonisch und verbraucht sich zu schnell. Es kommt zu einem permanenten Erschöpfungszustand. Die Ausstrahlung der Energie nach außen ist schwach, und im Innern kommt es zu seelischen Blockierungen. Auch die mentale Leistung nimmt ab.

Gehemmter Energiefluß

«Haltung» meint offensichtlich nicht nur jene Statik, die sich gegen die Schwerkraft behaupten muß, sondern auch eine seelisch-mentale. «Haltung» steht für unser ganzes «Dasein» in dieser Welt, auch Seele und Geist nehmen an der steten Auseinandersetzung mit der Schwerkraft teil. Das erfahren wir zum

Körper, Seele und Geist setzen sich mit der Schwerkraft auseinander.

Beispiel, wenn wir früh aufstehen müssen: Die Muskeln sind durchaus in der Lage, die nötige Kraft freizusetzen, aber das wohlige «Bettgefühl» sträubt sich energisch gegen die Schwerkraft.

Auf der Ebene der Statik ist beim Menschen selbstverständlich nie eine symmetrische Konstruktion anzutreffen. Zwar ist der genetische Einfluß erheblich, im Bereich der motorischen und neutralen **Entwicklung** gibt es jedoch ebenfalls Kräfte, die im positiven wie im negativen Sinne auf das menschliche Wachstum einwirken können. Was wir Körpertherapeuten zu sehen bekommen, ist in jedem Falle das **Entwicklungsergebnis**.

Keine Symmetrie

Aadel Bülow-Hansen, leitende Physiotherapeutin der psychiatrischen Frauenklinik am Uleval-Hospital, spricht in diesem Zusammenhang von einem «Schreckreflexmuster». Bei einem «Schreck» versteift sich der Körper infolge Muskelkontraktionen, die Beugemuskeln des Körpers dominieren über die Streckmuskeln, gleichzeitig wird während des Einatmens der Atem angehalten. Gerda Boyesen ist der Meinung, daß solche «Schreckreflexmuster» auch bei **jeder** Art von traumatischen psychischen Situationen wirksam werden, angefangen bei den einfachen alltäglichen Streßreaktionen bis hin zu dramatischen Situationen. Normalerweise findet der Körper nach der Streßsituation wieder die Balance von Streck- und Beugemuskeln, schreibt Boyesen. Dazu kommt es jedoch in vielen Fällen nicht, weil die Angst oder Emotion nicht ausreichend entladen oder abgebaut werden konnte. Der Patient verharrt im Zustand des Staus und des Ungleichgewichts; seine Beugemuskeln verhalten sich so, als reagierten sie noch immer auf die Streßsituation. Auch wenn das «Schreckreflexmuster» sich nicht immer gleich auswirkt, ist es doch häufig anzutreffen. Als Beispiele möchte ich Hexenschuß oder Lumbalgie erwähnen. Ständige starke Schmerzen im Rücken oder eine gebeugte Haltung können ihren Ursprung in einem langandauernden erstarrten Reflexmuster haben. Dabei sind nicht nur die eigentlichen Rückenmuskeln verspannt, sondern auch der starke Beugemuskel «Iliopsoas». Ein weiteres Beispiel aus der Praxis:

Schreck und Streß führen zu starken Muskelkontraktionen.

Nach einem akuten Schulterschmerz oder einer Schulterent-
zündung kann oft der Arm nicht mehr richtig gehoben und
auf den Rücken geführt werden. Die stark anziehenden
Brustmuskeln fixieren den Arm gleichsam am Körper. Es ist
immer ein Zusammenziehen, d.h. ein Anziehen zu beobachten
und die Räume werden enger, auch für die Gelenke. Der
ganze Mensch wirkt wie eine Schnecke, die sich in ihr Haus
verkriecht. Welches sind nun die Voraussetzungen, wenn wir
im Bereich der Haltung «Mitte» suchen wollen?

- Die Wirbelsäule braucht **Kraft**. Gefragt ist gute Muskelkraft,
  welche die aufrechte Haltung erst möglich macht.
- Die Wirbelsäule braucht **Dehnung** und eine gute **Längs-
  spannung**. Dafür müssen die Muskeln die richtige
  Länge aufweisen. Besonders die Beugemuskeln müssen
  gedehnt werden können, damit die Wirbelsäule sich
  aufrichten kann. Eine gezielte Dehnung ist oft nötig. Nach
  einem Krafttraining müssen die trainierten Muskeln nach
  allen Regeln der Kunst gedehnt werden, sonst wird das
  Beugemuster verstärkt und statt sich aufzurichten, wird der
  Trainierte sich stärker nach vorne beugen.
- Die Wirbelsäule braucht **Ausdauer**. Durch Ausdauertraining
  – Marschieren, Laufen, Radfahren usw. – kann die Ausdauer
  des Halte- und Bewegungsapparats gestärkt werden.
- Die Wirbelsäule braucht **Beweglichkeit**. Jedes Segment,
  jede Gelenkverbindung sollte beweglich sein. Die
  Physiotherapeuten verfügen über sehr sanfte Techniken,
  um die Beweglichkeit der Wirbelgelenke zu verbessern.
- Schließlich braucht die Wirbelsäule **Koordination**. Der
  moderne Mensch kommt kaum mehr dazu, seine Reflexe
  und die Koordination seiner Bewegungen im Alltag zu
  üben. Die Bewegungskoordination ist deshalb heute bei
  vielen Menschen verkümmert. Koordinierte Muskelarbeit –
  besonders die phänomenale Differenziertheit der Bewegung
  der Hände – beeinflußte im Laufe der Evolutionsgeschichte
  die Entwicklung und Vernetzung der Gehirnzentren
  beträchtlich. Die Koordinationsfähigkeit ist auch Voraussetzung dafür, daß die linke und die rechte Gehirnhälfte

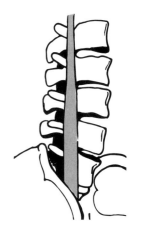

*Beugemuskel
«Iliopsoas»*

gut zusammenarbeiten. In die Feinsteuerung der Augen sind keineswegs nur die Augenmuskeln, sondern auch die Rückenmuskeln involviert. Die Rückenmuskulatur besteht aus einem komplexen System verschiedener Muskeln und Muskelgruppen, die in der Lage sind, feine Lageabstimmungen, aber auch «gröbere» Bewegungen auszuführen.

Es trifft natürlich zu, daß «Haltung» in Teilbereiche aufgeteilt werden kann, die wir einzeln betrachten können. Haltung ist aber in **jedem** Fall subjektiv und individuell. Wir können die eigene Haltung nicht an Teilbereichen beurteilen, wir sind gezwungen, direkt ins Zentrum einzusteigen – mit unserer Empfindung, mit unserem Fühlen. Es stellen sich dann die Grundfragen: Bin ich auf dieser Welt? Spüre ich mich auf dieser Welt? Habe ich meinen Platz gefunden beziehungsweise darf ich mir erlauben, Raum einzunehmen, meinen Raum? Bin ich in der Lage, den Kopf hochzuhalten? Um diese Fragen zu beantworten, die für unsere äußere wie für unsere innere Haltung bestimmend sind, braucht es jahrelanges Üben des «eigenen Daseins».

Haltung braucht jahrelanges Üben des «eigenen Daseins».

Ich erinnere mich an eine eindrückliche Begegnung in Taipeh (Taiwan), wo ich einen Akupunkteur besuchte. Als ich spät abends ins Hotel zurückkehrte, sah ich an einer sehr lärmigen Straßenkreuzung auf dem Gehsteig zwei etwa achtzigjährige Männer bei T'ai Ch'i. In vollkommener Wachheit ließen die beiden betagten Männer ihre Bewegungen fließen. Sie bewegten sich fast schwerelos, die Füße fest auf dem Boden, die Haltung majestätisch und zugleich leicht. Ihre Züge waren entspannt, auf ihren Gesichtern lag ein Lächeln; versunken und doch alles überblickend zeigten sie mir und der Welt die vollendete Bewegung und damit die tiefgründige Stille des fließenden Gleichgewichts. Erstaunt sah ich auf die zwei Erleuchteten zwischen hupenden Autos und knatternden Motorrädern. Ich war beglückt, dann beschämt über meine Haltung. Seither träume ich davon, so mit der Schwerkraft spielen zu können, einmal den Punkt zu erreichen, wo Bewegung Ruhe ist und Ruhe Bewegung, wo die Koordination absolut ist.

Fünf Übungen für die Wirbelsäule

Die Übungen machen wir jeweils am Morgen, unmittelbar nach dem Aufstehen. Sie vertreiben die Steife in den Gelenken, machen die Muskulatur geschmeidig und vertiefen die Atmung. Die beiden ersten Übungen sind den Aufstehbewegungen von Katze und Hund nachempfunden.

Jede Übung 5mal wiederholen.

Bild 1 und 2

`Übung 1`

Ausgangsstellung: Vierfüßlerstand «Katzenbuckel».
- Der Körper wird auf den gestreckten Armen und auf den Knien abgestützt. Arme und Beine sind wie vier Säulen. Der Rumpf ist das Dach, der Kopf ist die Verlängerung der Wirbelsäule.
- Rücken einsinken lassen.

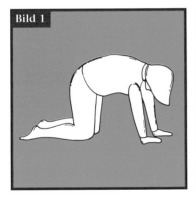 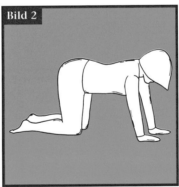

Übung 2 **Bild 3 und 4**

Ausgangsstellung: Vierfüßlerstand.
- Auf die Fersen sitzen und Arme ausstrecken.
- Den Oberkörper nach vorn strecken und in «Kobra-Stellung» gehen.
  (Kobrastellung: Kopf hoch wie die Kobra-Schlange)

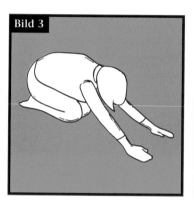
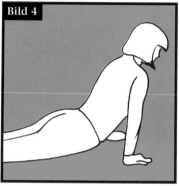

Übung 3 **Bild 5 und 6**

Ausgangsstellung: Vierfüßlerstand.
- Abwechslungsweise rechten und linken Arm in gestreckter Haltung vorwärts-hoch-kreisen.

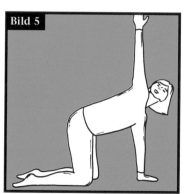
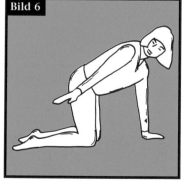

Bild 7 und 8

Übung 4

Ausgangsstellung: Vierfüßlerstand.

- Den linken und den rechten Arm abwechslungsweise in die Höhe strecken und nach innen führen, dabei den Blick auf der Handinnenfläche fixieren.
- Gestreckten Arm nach außen in die Höhe führen, dabei den Blick auf der Handaußenfläche fixieren. Kurz in der Spannung bleiben.

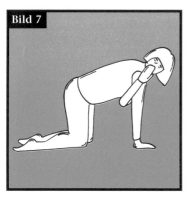

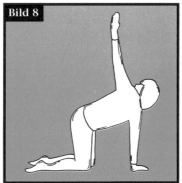

Bild 9

Übung 5

Ausgangsstellung: Vierfüßlerstand,

- Linken Arm und rechtes Bein strecken. Zug in der Wirbelsäule erzeugen. Kopf, Rücken, Arme und Beine bilden eine Linie.
- Seite wechseln.

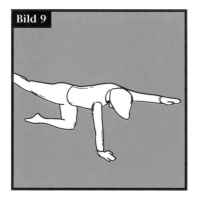

Mitte ist im Bauch

Persönliche Entwicklung ist nur möglich, wenn die eigenen Räume im Körper so weit geworden sind, daß wir unseren Raum in der Welt auch wirklich einnehmen können, den Platz ausfüllen, den wir brauchen. Jede Willensanstrengung zu größerer Leistung, jede auch noch so aggressive Bemühung, sich den Weg zu erkämpfen, wird scheitern, wenn nicht zuerst der eigene innere Raum erweitert und geöffnet worden ist.

Der innere Raum muß erweitert und geöffnet werden.

Jede Denk- und Willensanstrengung trifft zunächst auf einen Widerstand. Der Kampf gegen den eigenen Widerstand führt aber in die Erschöpfung. Wilhelm Reich sprach in diesem Zusammenhang von «Biopathie». Er meinte damit, daß sich der ganze menschliche Organismus in einem Schrumpfungsprozeß befindet; dies sei der Fall, wenn «es» im Organismus nicht fließe und man mit dem Willen allein versuche, immer noch mehr Leistung zu erbringen. Auf diese Weise gehe viel Substanz verloren. Sind jedoch im Bauch und im Brustkorb die Räume geöffnet, kann die Leistung müheloser erbracht werden, und es bleibt sogar noch Energie zurück.

Kampf und Widerstand führen in die Erschöpfung.

«Den Raum im Bauch erweitern» ist zunächst durchaus im mechanischen Sinne zu verstehen. Durch das Aufrichten der Wirbelsäule, durch das Dehnen und Entspannen der Muskulatur bekommt der Mensch buchstäblich mehr Raum (siehe Übungen für die Wirbelsäule, Seiten 35 ff.).

Um den Bauch als wichtigste Quelle der Energie überhaupt erschließen zu können, braucht es noch ein weiteres: Sigmund Freud ist zur Auffassung gelangt, daß es eine «seelische Energie» gebe, die in körperlichen Vorgängen verankert sei. Reich stimmte dem zu, denn Seelisches sei als Bewegtes aufzufassen und Bewegung sei im strengsten physikalischen Sinne Energieverschiebung. Ich meinerseits erachte den Bauch als Zentrum, als den Ort, wo Seelisches und Körperliches in engster Verbindung stehen, bewegt nicht nur von innen durch die autonome Verdauung, sondern auch von außen durch den tiefen Atem.

Im Bauch stehen Seelisches und Körperliches in engster Verbindung.

Gesteuert durch das vegetative Nervensystem, treffen sich das Innen und Außen, die Reaktionen der Außenwelt wie Freude oder Streß genauso wie die Vorstellungen, Absichten und Wünsche der Innenwelt. Die Frage ist nur, ob wir Kontakt zu unserem Bauch haben? Haben wir das feine Empfinden, diese Vorgänge zu spüren und zu erleben? Ohne Verbindung zu unserem Bauch, die zugleich Verbindung zu uns selbst ist, ist weder Prävention noch menschliches Wachstum möglich.

Kontakt zum Bauch schaffen

Der Zen-Abt Daisetz Teitaro Suzuki schreibt: «Aber der Unterleib, der die Eingeweide enthält, wird von den Nerven beherrscht, die nicht dem Willen unterworfen sind; er stellt das primitivste Entwicklungsstadium in der Struktur des menschlichen Körpers dar. Der Unterleib ist der Natur näher, von der wir alle kommen und zu der wir alle zurückkehren.» Der japanische Zenmeister Daiun Sogaku Haras hat sich noch präziser ausgedrückt: «Ihr müßt erkennen, daß der Mittelpunkt des Weltalls eure Bauchhöhle ist!» Wir halten inne, stellen fest, unsere Bauchhöhle ist unser Mittelpunkt und zugleich der «Mittelpunkt der Welt.» Wenn wir Kontakt mit unserem Mittelpunkt haben, dann haben wir auch Kontakt zur Welt. Da die Welt aber etwas ist, was sich dauernd verändert, und da auch wir in einem dauernden Prozeß des Werdens und Vergehens sind, stehen wir vor dem großen Problem, daß wir letztlich keinen Halt haben. Wir fühlen uns wie Treibsand im Wind. Um nun nicht in Kompensation zu verfallen, brauchen auch wir einen Ort der Sicherheit und der Zuflucht. Und da bietet sich wieder der Bauch an: er ist der Ort, wo Kraft entsteht, die Quelle der Energie, unser Instrumentarium, mittels dessen wir erkennen können, was wir brauchen, wo Gefahren sind, wo Freude und Lust sich entwickeln können. Der Bauch ist unser persönlicher Ratgeber und Kompaß und Ort der Sicherheit, wenn wir ihn uns durch Wahrnehmung und Empfindung erschlossen haben.

Der Bauch ist der Ort, wo Kraft entsteht.

Dieser zu erschließende Raum im Bauch ist unser konkreter, individueller Raum der «Mitte». Erschlossen werden kann er mit Weichteiltechniken, mit der Atmung und als Selbstbehandlung mit der Segmentalen Entspannungstechnik (SET), aber auch über Akupunkturpunkte. Der Akupunkturpunkt Jenn-Mo 12, in der Mitte zwischen Nabel und dem Processus Xiphoideus gelegen, ist der Vereinigungspunkt von Yin und Yang. Er gleicht beide Kräfte, aktive wie passive aus und hält die «Organe» wie Magen, Milz, Leber, das heißt die «Organe der Mitte», im energetischen Gleichgewicht. Zugleich läßt sich über diesen Punkt auch die Spannung im Zwerchfell lockern. Ein entspanntes Zwerchfell ist eine wichtige Voraussetzung für eine freie Atmung.

Wenn der Jenn-Mo 12 energetisch erschlossen ist, kann auch der noch wichtigere Punkt Jenn-Mo 6, der sich zwei Fingerbreiten unterhalb des Nabels befindet, erschlossen werden. Seinem chinesischen Namen entsprechend «Meer des Yin» (er wird auch «Hara» oder «Tantien» genannt), läßt sich über diesen Punkt eine außerordentliche Konzentration von regenerierender Yin-Energie erreichen. Wenn nun die eigene Energie in diesem Punkt gesammelt und zentriert ist, kann sie ebenfalls wieder an die Peripherie geleitet werden. Nguyen Van Nghi schreibt dem Jenn-Mo 6 übrigens auch eine beachtliche Wirkung bei Depressionen zu. Ich habe die gleiche Erfahrung gemacht, was sich vielleicht aus der Tatsache erklärt, daß sich Resignation oder gar Depression einstellen muß, wenn die Energie in der «Mitte» des Menschen erschöpft ist. Ist aber diese Energie stark, profitiert der ganze Organismus.

Der Punkt Jenn-Mo 17 steht für «Mitte der Brust» und liegt auf dem Brustbein, auf Höhe der Brustwarzen. Er ist beherrschender Punkt der Herz-Energie.

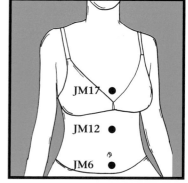

Mit diesen drei Punkten kann man die eigene Energie ohne große Mühe ausbalancieren und in einem labilen Gleichgewicht halten. Warum und wie erfahren wir im Kapitel 16 (Hände helfen heilen).

Blockierte Energie

Was hat sich nun in den mehr als zwanzig Jahren, in denen ich mich mit chinesischer Medizin beschäftige, an meiner Arbeit geändert?

Die wichtigste Veränderung ist vielleicht die, daß mein therapeutischer Befund nicht mehr in einer statischen, sondern in einer dynamischen Beurteilung besteht. Ich betrachte nicht mehr bloß den Zustand des Patienten, sondern auch die ihm eigene Tendenz zu Veränderungen. Die chinesische Vorstellung von Polen, zwischen denen das Energiegeschehen abläuft, Yin und Yang, beziehungsweise ein Zuviel oder ein Zuwenig, erlauben mir, die erkannten Tendenzen auch therapeutisch zu nutzen. Wenn ein Gelenk entzündet ist, also Aktivität, Dynamik, Yang herrscht, dann suche ich den anderen Pol, Yin, die Struktivität, die Verhärtung, die Degeneration. Die Entzündung kann ja als Ausdruck oder als Teilvorgang eines Heilungsprozesses im Körper verstanden werden: Das Gelenk versucht, aus der Degeneration herauszukommen, es produziert eine Entzündung, was mit mehr Blut und einer größeren Stoffwechselfunktion verbunden ist. Der Organismus versucht so – durch Selbstregulation – die Verhärtung, die Erstarrung aufzuweichen, Nicht-Leben aufzuhalten.

Die Tendenz zu Veränderung kann therapeutisch genutzt werden.

Sobald ich das Energiemodell konsequent anwendete, bekamen auch die Symptomverschiebungen, denen ich bei manchen Patienten begegnet bin – als ich noch ohne mein Wissen «energetisch» arbeitete – oder das sture Beharren auf dem stets gleichen Symptom mehr Sinn. Eine Störung in einem Fuß («unten») kann auch einen Bezug zu «oben» haben. Der Therapeut muß also das Verhältnis, die Verbindung oben–unten betrachten. Ein Rückenschmerz («außen») kann einen Bezug zu «innen» (Organe oder Stoffwechsel) haben, eine Störung auf der linken Körperseite einen Bezug zur rechten Körperseite, eine Störung im Körper selbst einen Bezug zu Seelischem oder Geistigem usw.

Der Therapeut arbeitet mit den Symptomverschiebungen: oben - unten, außen - innen.....

Eine weitere Veränderung scheint mir ebenfalls wichtig: Mit der Zeit begann ich auch meine Funktion im therapeutischen Prozeß, mein Verhalten als Therapeut aufmerksamer zu beobachten. Zu Beginn meiner beruflichen Laufbahn war ich noch der Überzeugung, wenn ich bloß die richtige Technik in der richtigen Form anwende, dann muß bei jedem Patienten bald eine Besserung seines Zustandes eintreten. Wenn ich alle mir bekannten Techniken ausprobiert hatte, ohne daß eine Besserung eintrat, dann war für mich der Fall hoffnungslos. Und es blieb mir nichts anderes übrig, als den Patienten wieder an den Arzt zu verweisen.

Das Leben allein «sagt», wann die Zeit für eine Besserung gekommen ist...

Selbstverständlich kommt es immer noch vor, daß ich Patienten weiterleiten muß, ohne daß eine nennenswerte Besserung ihres Zustandes eingetreten ist. Die Betrachtung der «Energiezustände» und ihre Tendenz zur Veränderung hat mich jedoch gelehrt, auf die Prozesse der Selbstregulation und Selbstheilung im Körper zu vertrauen und auf Zeit zu bauen. Dank dem Wissen um die in jedem Organismus ständig wirksamen Kräfte der Selbsterhaltung und Selbsterneuerung, das später auch in der theoretischen Literatur eine Bestätigung fand, bei Erich Jantsch etwa (nicht nur bei den Chinesen), konnte ich meine therapeutische Ungeduld allmählich ablegen. Wenn Gesundheit und Krankheit «fortlaufendes Geschehen» ist, also ein steter Fluß von Informationen und Energien, um das Wort Capras noch einmal aufzugreifen, so ist damit auch erwiesen, daß alle Prozesse unwiderruflich in die geschichtliche Zeit eingebunden sind. Aber das Leben allein «sagt», wann die Zeit für eine Besserung gekommen ist, für eine Verschlechterung und für den Tod. Mit keiner auch noch so ausgeklügelten Technik und mit keiner List kann ich daran das Geringste ändern.

Der chinesische Pulsbefund erleichtert die Therapiearbeit.

Hingegen kann ich beurteilen lernen, wann die Zeit für dies oder jenes reif ist. Dazu mußte ich jedoch meine Wahrnehmung bezüglich energetischer Prozesse schulen. Ich brauchte dazu das Instrumentarium des chinesischen Pulsbefundes und das Wissen um die Zusammenhänge der durch den Puls erhaltenen Informationen und der zyklischen und rhythmischen Lebensprozesse des Menschen und der Natur.

Aber auch dieses Wissen allein genügte nicht. Ich mußte schließlich lernen, energetische Prozesse in der Therapie auch intuitiv zu erfassen, und mußte sie gleichsam zur treibenden Kraft der eigenen therapeutischen Aktivität, auch der Technik, machen. Unerläßlich ist dabei die aktive Mitarbeit des Patienten. Es braucht eine flexible, sorgfältige Zusammenarbeit zwischen Therapeut und Patient.

Die aktive Mitarbeit des Patienten ist wichtig.

Die jahrelange kritische Auseinandersetzung mit der chinesischen Medizin und ihre Anwendung hier im Westen hat mich auf einen weiteren Punkt gebracht. In Hongkong und Taipeh, wo ich mich in chinesischer Medizin ausbilden ließ, stellte ich fest, daß bei den behandelten Menschen das Qi gut und leicht in Fluß kam. Es war schon bei der Behandlung zu spüren, ob es sich meldete, ob es ankam oder schwand, und die Ärzte konnten bei ihren Behandlungen sehr sanft vorgehen, sie verschoben sehr wenig Energie auf einmal. Die ideale Vorstellung der chinesischen Ärzte ist, mit einer einzigen Nadel eine «Drehung des Universums» zu bewirken, eine Wandlung zu erzielen. Wenn meine Lehrer einmal mehr als vier Nadeln verwendeten, entschuldigten sie sich, sie seien eben «keine guten Akupunkteure». Bei den Patienten, die ich dann in meiner Praxis mit chinesischen Techniken behandelte, mußte ich jedoch feststellen, dass der Energiefluß sehr viel träger war und sich zeitweise überhaupt nicht beobachten ließ. Es schien, als sträubte sich etwas gegen einen leichten Fluß der Energien. Wie läßt sich dieser Unterschied erklären?

Der Energiefluß des westlichen Patienten ist träge.

Was ich wahrnehme – gut oder bös, krank oder gesund, wechselhaft oder gleichbleibend – all dies sind Produkte meines eigenen Geistes. Diese Erkenntnis, die sich aus dem Nachdenken über das spezifisch Menschliche ergibt, hat eine praktische therapeutische Bedeutung. Wenn ich zugebe, daß es eine objektive Wahrheit nicht geben kann, dann ist auch jede Diagnose, einerlei, ob nach den Methoden der konventio-

Jede Diagnose braucht den Konsens mit dem Patienten.

nellen Physiotherapie oder nach dem Modell der Energielehre, meine Erfindung der Wirklichkeit. Jede «erfundene Diagnose» braucht aber zu ihrer Legitimierung – soll sie «Sinn» machen – auch den Konsens mit dem Patienten, nur dann hat sie auch therapeutische Relevanz. Möglich also, daß meine westlichen Patienten einfach mit östlichen Diagnosen und Techniken nicht «einverstanden» waren, daß der «Konsens» fehlte?

Die Wurzeln des Problems scheinen freilich tiefer zu gehen. Bewußte Distanz des Menschen zur «Natur», «Entfremdung», ist zwar vielleicht die anthropologische Konstante, doch hat erst die westliche Gesellschaft und Kultur diese Distanz derart zugespitzt: Bei uns modernen, rationalen Menschen ist ja jede Empfindung, jede Emotion, jedes Gefühl – Trauer, Leid, Schmerz, Krankheit, Freude, Glück, Ekstase – in Gefahr, zur gedanklichen Abstraktion zu verkommen. Unsere Empfindungen, Emotionen, Gefühle sind bloß Bilder einer Wirklichkeit, die sich mehr und mehr verflüchtigen. Man könnte sagen, die «Information» über den Körper habe sich von ihrem «biologischen Substrat», dem Körper, losgelöst und dabei selbst mehr und mehr an Bedeutung, an «Wirklichkeit» gewonnen. In Tat und Wahrheit haben sich weder die Emotionen noch die Informationen aus dem Körper entfernt, bloß werden sie von uns modernen Menschen kaum mehr wahrgenommen, sie werden bewußt (und noch mehr unbewußt) ausgeblendet und in Form von Muskelpanzerungen, wie Wilhelm Reich und andere sie beschrieben haben, «materialisiert» – und abgespalten. Wenn Manfred Porkert «Organisches» als «in die Vergangenheit zurückgesunkene Funktion» bezeichnet, so lenkt er damit nicht nur den Blick auf einen wesentlichen Unterschied zwischen der funktionszentrierten gegenwartsbezogenen chinesischen Medizin und der materie- und organzentrierten vergangenheitsbezogenen westlichen Medizin, sondern er gibt damit zugleich einen scharfsinnigen Hinweis auf den Hintergrund jener Widerstände gegen den «Fluß der Energien» bei westlichen Menschen – das bei uns vorherrschende kausalanalytische Denken, das unseren Blick in die Vergangenheit lenkt –, auf «Materielles», «Organisches».

Beim modernen, rationalen Menschen ist jede Empfindung in Gefahr, zur gedanklichen Abstraktion zu werden.

Ignorierte Emotionen können sich in Muskelpanzerungen materialisieren.

Die Taoisten haben dem Denken eher mißtraut, sie sagten sogar, Denken sei für ein aktives und langes Leben schädlich. Nach ihren Vorstellungen müssen alle Lebensprozesse der Periodizität und den Biorhythmen unterworfen sein: Alles, was lebt, kennt einen natürlichen Anfang und ein natürliches Ende. Die Taoisten haben dadurch auch eine gelassenere Einstellung zum Tod. Stets haben sie versucht, mit der Natur in Verbindung zu bleiben und von ihr zu lernen, etwa von ihrer Art, mit den Energien ökonomisch umzugehen. Frederic Vester spricht in diesem Zusammenhang vom Jiu-Jitsu-Prinzip, welches das Hauptmittel der lebenden Natur darstelle, «den Durchfluß der Energie möglichst tief zu halten und dabei gleichzeitig den für das System harmonischsten Ordnungszustand zu erreichen». Eben dieses Prinzip können wir bei jedem Judoka beobachten, der die auf ihn einwirkenden Kräfte des Gegners durch eine winzige Hebelwirkung von einer «Störung» in eine nützliche Kraft umwandeln kann.

Alles Leben hat einen natürlichen Anfang und ein natürliches Ende.

Für die Taoisten ist auch die Vorstellung wichtig, daß der Mensch zwischen Himmel und Erde steht: «Zwischen Himmel und Erde gibt es Lebewesen, von denen der Mensch das edelste und kostbarste ist. Mit Hilfe von Himmels- und Erdenergien sowie den Energien aus Speise und Trank lebt er nach den Gesetzen der Jahreszeiten, um sich zu entwickeln, zu zeugen und zu sterben», wie es im «Suwen» heißt. Damit ist zweierlei ausgedrückt: Der Mensch soll und kann einerseits die Polarität der Himmels- und Erdenergie bis zu einem gewissen Grad aufheben, er steht dazwischen, ist Mittler zwischen den Polen. Deshalb streben die Taoisten die Schulung des Mittlers und im Mittler selbst die Mitte an, einen nicht alltäglichen Bewußtseinszustand, der durch Atmung erreicht wird. Mitte kann weder geglaubt noch gedacht werden – nur erfahren. Das Einverständnis der Taoisten bezüglich Wandel, Verfall und Tod und ihrem Streben nach einem langen, gesunden Leben stellt deshalb keinen Widerspruch dar, weil sie die Langlebigkeit mit Mitteln erreichen wollen, die mit dem Gesetz der Natur, dem Tao, übereinstimmen und nicht gegen es gerichtet sind.

Mitte kann weder geglaubt noch gedacht werden – nur erfahren.

Im naturwissenschaftlich geprägten westlichen Denken hingegen sind Mensch und Natur nicht eins, sie sind nicht einmal verbunden, der Mensch steht der Natur gegenüber, sie ist ihm ein Konstrukt seines Geistes, das er ausbeuten kann. Weil der Mensch nicht in die Natur eingebunden ist und auch nicht in seine eigene Ahnenreihe, spielt die Individualität, die eigene Ich-Struktur bei uns eine soviel größere Rolle. Unsere Muskelpanzerungen verbildlichen und materialisieren offenbar bloß jenes starre, starke Ich, das es ständig abzugrenzen, abzuschließen, zu verteidigen und zu schützen gilt. Das ist es, was Wilhelm Reich eine rigide Charakterstruktur nennt.

Im westlichen Denken sind Mensch und Natur nicht eins.

Bei der östlichen Einsicht in den natürlichen Zyklus, auf die wohl auch die Vorstellung von Wiedergeburt oder Reinkarnation zurückgeht, entstand mehr Raum und Zeit, selbst das persönliche Leben bekam einen weiteren Kontext: Die Taoisten versuchten, durch ein nicht alltägliches Bewußtsein Unsterblichkeit zu erfahren (nicht zu denken). Wir hingegen versuchen, Unsterblichkeit durch das Denken zu erreichen. Nur es scheint Konstanz zu versprechen, der Körper stirbt. Durch unser Denken versuchen wir, an das unsterbliche Sein anzuknüpfen.

In der östlichen Einsicht hat der Mensch mehr Raum und Zeit.

Es scheint also, daß in den Blockaden und Verhärtungen, den Panzerungen – auch im symbolischen Sinne – meiner westlichen Patienten das Gewicht ihres Denkens präsent ist, die in ihrem Körper «materialisierte Vergangenheit» mächtiger und widerspenstiger ist als bei den Menschen «im Osten». Und es sind wohl diese Panzerungen, die je nach Menschentypus manchmal eher außen auftreten, in der willkürlichen Muskulatur, als «Yang-Panzerung», und manchmal eher innen auftreten als Verkrampfung der unwillkürlichen Muskulatur im Bereich des Magens oder des Darms zum Beispiel, als «Yin-Panzerung». Sie sind auch dafür verantwortlich, daß beim westlichen Menschen der Energiefluß gehemmter ist. Sie lassen jedenfalls eine unmodifizierte, unvorbereitete Anwendung chinesischer Techniken häufig nicht zu. Und eben dies

Ein gehemmter Energiefluß läßt chinesische Techniken oft nicht zu.

hat mich dazu bewogen, mich auch westlicher Techniken weiterhin zu bedienen, mit denen solche Panzerungen abgebaut oder vermindert werden können.

In der Physiotherapie genügt es nicht, wenn Patient, arthrotisches Knie (als Beispiel), Therapeut und Technik (welcher Art auch immer) zusammenfinden. Die wirkliche Aufgabe des Therapeuten besteht vielleicht darin, die schweifenden, nicht mehr verwurzelten, abstrakten, teilweise chaotischen Informationen wieder in Verbindung zum Konkreten, zum Körper zu bringen. Die Informationen brauchen außerdem eine Ausrichtung, einen Sinn. Erst wenn die Empfindungen im Körper wahrgenommen werden, wenn das Bewußtsein mit der Empfindung zusammenfällt, wenn die Emotionen nicht mehr «gedacht», sondern bewußt gelebt werden, erst dann können Information und Informationsträger kommunizieren. Wenn die Energie wieder fließt, können Yin und Yang ihren Tanz weitertanzen. Aber Energiearbeit im «Westen» muß mit dem westlichen Menschen leben, einem Menschen, bei dem sich Körper, Seele und Geist auseinandergelebt haben.

Die Energiearbeit im Westen muß damit leben, daß Körper, Seele und Geist nicht eins sind.

Konstitutionstyp und Streß

Am Beispiel der beim modernen Menschen festzustellenden Reaktion auf Streß und der sich in diesen Mustern manifestierenden Konstitutionstypen wollen wir das Problem der «Entfremdung» des modernen Menschen und der zu erlangenden «Mitte» noch einmal von einer anderen Seite her betrachten.

Die **Streßreaktion** ist eine **Schutzeinrichtung**, die es immer gegeben hat und immer geben wird, nicht nur beim Menschen, sondern auch in der Tier- und Pflanzenwelt. Beim Tier finden wir einen natürlich eingebauten Verteidigungsmechanismus, der instinktiv alle verfügbaren Energiereserven für eine extreme Muskelleistung mobilisiert und ursprünglich der blitzschnellen Vorbereitung zu Flucht oder Angriff diente.

In einer Bildserie hat Frederic Vester den lebenswichtigen Vorgang der Streßreaktion visualisiert, der schon den urzeitlichen Menschen in der Wildnis schützend begleitet hatte. Auch für den modernen Menschen ist Streß in zahlreichen Situationen nützlich (denken wir bloß an den Autoverkehr) oder gar lebenswichtig. Wie Victor Louis gezeigt hat, ist Streß jedoch «dann schädlich und kann zu Zivilisationskrankheiten führen, wenn die Anpassungsfähigkeit des Menschen überfordert ist». Es ist der **permanente Streß** unserer Industriegesellschaft, der uns **krank macht**. Nicht die einzelnen massiven Aufregungen oder Schrecksituationen allein sind schädlich, sondern die chronischen Stressoren, die Reizüberflutung, der wir ausgesetzt sind, der Konfliktstreß, unsere Lebensweise, unsere hektischen Städte. Und das Zusammenwirken von Umweltgiften, Sauerstoffmangel und Bewegungsmangel mit den Streßfaktoren potenziert noch die schädlichen Effekte durch vielfache Wirkung an den gleichen Ansatzpunkten. Kommt hinzu, daß unsere Gesellschaft, unsere Erziehung uns nicht erlauben, Emotionen wie Angst, Wut, Enttäuschung usw.

Streß macht krank, wenn der Mensch in der Anpassungsfähigkeit überfordert ist.

natürlich auszuleben. **Blockierte Emotionen** werden in Form von **Spannung** in die willkürliche und unwillkürliche Muskulatur transferiert. Chronische Spannung führt im Äußeren wie im Inneren des Körpers zu der schon beschriebenen Panzerung – mit gravierenden Langzeitfolgen.

Chronische Spannung führt zu Panzerungen.

Die Mechanismen, die sich im menschlichen Organismus bei Streß abspielen, sind gut dokumentiert. Vester hat auch ein Modell der Streßreaktion entworfen und die verschiedenen Streßphasen beschrieben, er spricht – den Ausdruck des Streßforschers Siedeck aufnehmend – vom «vegetativen Dreitakt», in welchem das Streßgeschehen fast gesetzmäßig ablaufe: die Vorphase wird vom Vagus beherrscht, die Alarmphase vom Sympathikus (Teile des vegetativen Nervensystems) und die Erholungsphase wiederum vom Vagus. Egal, welche Streßform beziehungsweise welcher Stressor auftritt, der Ablauf im Organismus bleibt sich stets gleich – variabel ist hingegen die Heftigkeit der Reaktion; sie hängt auch von der Qualität des Stressors ab, seiner Stärke, der Dauer und der Häufigkeit seines Auftretens.

Das Streßgeschehen läuft gesetzmäßig ab.

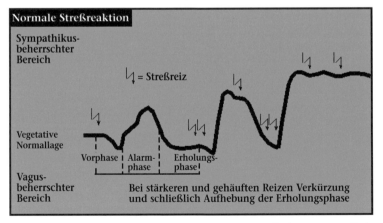

Es lassen sich beim Menschen zwei gegensätzliche – eigentlich komplementär-polare – Verhaltensweisen oder Reaktionsmuster auf Streß feststellen: Resignation oder Aktivität (Aggression respektive Flucht). In unserer Streßgesellschaft haben diese Muster Tendenz, zu entgleisen und sich zu verhärten – sie verkommen zu mentalen Grundmustern, zu eigentlichen «Lebenshaltungen». Diese Reaktionsmuster scheinen in widersprüchlichen Reaktionstypen des vegetativen Nervensystems zu gründen. Betrachten wir die beiden gegensätzlichen Muster etwas genauer – beziehungsweise die entsprechenden historischen Reaktionstypen, die wir als **Sympathikotoniker (S-Typus)** und **Vagotoniker (V-Typus)** bezeichnen: Bei beiden ist das vegetative Gleichgewicht einseitig verschoben, und es besteht bei jedem Typus eine Neigung zu bestimmten Krankheiten. Der ausgeglichene «mittlere» Typus ist nach Vester eher selten anzutreffen.

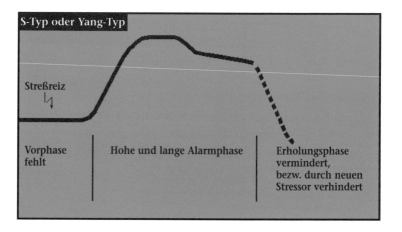

Als aktiver, kontaktfreudiger und leistungsfähiger Mensch leidet der **Sympathikotoniker** oder **S-Typus** («entgleistes Yang») besonders unter der «biologischen Frustration», auf hormonelle Reize nicht angemessen reagieren zu können. Er ist gleichsam ein Dinosaurier in der hochzivilisierten, hochreglementierten Industriegesellschaft. Seine natürliche Kraft und die gesunde Aggression richtet er, um überhaupt überleben zu können, gegen sich selbst. Der Heidelberger Sozialmediziner Hans Schläpfer konnte nachweisen, daß eine enge Verbindung zwischen Aggression und Bluthochdruck besteht. Darum haben Sympathikotoniker öfter Gefäß- und Kreislaufkrankheiten, sind herzinfarktgefährdet und leiden unter Bluthochdruck. Im physiotherapeutischen Alltag ist festzustellen, daß die willkürliche Muskulatur beim S-Typus gespannter ist als beim V-Typus. Das ließe sich so erklären, daß der S-Typ noch immer «wie der

Beim S-Typus besteht eine enge Verbindung zwischen Aggression und Bluthochdruck.

Urmensch auf der Jagd» reagiert – er ist so «programmiert». Dauernd bekommt er Befehl anzugreifen oder zu fliehen, aber seine aktionsbereite Muskulatur sitzt auf einem Bürostuhl fest – oder hinter einem Schalter, hinter dem Steuer eines Autos, sie kann sich nicht aus-agieren. Das Spannungspotential bleibt hoch oder steigt ständig an, eine Spannungsentladung findet jedoch nicht statt. Die permanente Alarmsituation bewirkt einen chronischen Hypertonus, und daraus entsteht allmählich eine äußere muskuläre Panzerung, eine Yang-Panzerung. Selbst wenn solche Menschen endlich Schlaf finden, wirkt die muskuläre Spannung und Panzerung weiter (aktive Kiefermuskeln).

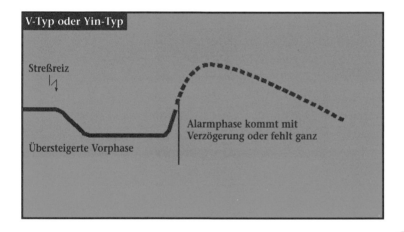

Der Vagotoniker oder **V-Typus** («entgleistes Yin») hat einen schwächeren Muskeltonus. Seine Haltung ist eher schlaff, gebeugt. Er neigt zu Passivität, ist rasch müde und eher unsportlich. Sein Bindegewebe ist dick und schlecht durchblutet. Er braucht viel Wärme. Seine Abwehr gegen Infektionen ist schwach, die Krankheitszeichen sind schleichend und chronisch. Sein Blutdruck ist eher niedrig. Dieser Typus neigt zu spastischen Krämpfen des Magens und der Därme, er ist, wie Vester schreibt, ein «Abonnent» auf Magen- und Darmgeschwüre. Vagotoniker neigen nach Vester auch zu Bronchialasthma und Blasenerkrankungen. Gegen klimatische Aggressoren, besonders gegen Kälte und Nässe, sind sie besonders schlecht gefeit. Was den vegetativen Dreitakt der Streßreaktion

Beim V-Typus schlägt der Streß auf die Verdauungsorgane.

betrifft, so ist beim V-Typus nach dem Streßreiz die Vorphase übersteigert und zeitlich stark verlängert, die Alarmphase hingegen ist nur schwach vorhanden oder fehlt ganz. Statt dessen macht sich eine nervöse Resignation breit und schlägt auf die inneren Organe. Auf die Dauer entsteht bei diesem Typus derart eine Panzerung der inneren unwillkürlichen Muskulatur, eine «Yin-Panzerung», daß seine glatte Muskulatur spastisch, später atonisch (schlaff) wird.

■ Erfahrene Mitte

Es gibt Körpertechniken, mit denen wir wirkungsvoll in den Dreitakt der Streßreaktion eingreifen können. Die Auswahl dieser Techniken hängt aber von der Konstitution und der individuellen Empfindlichkeit des gestreßten Menschen ab. Eine richtige Entspannungstechnik kann für den S-Typus zum Beispiel lebenserhaltend sein und bringt auch seine Beschwerden zum Verschwinden. Der S-Typus muß zunächst aus seiner hohen, meist chronischen Alarmphase herausgeholt werden. Aber wie? Besinnliche, ruhige, autosuggestive Entspannungstechniken machen ihn nur nervös und wütend. Einem solchen Menschen kann man nur helfen, wenn er die Spannung erleben kann durch **Erhöhung der Spannung**. Ich halte mich hier an den Ratschlag von Laotse: «Was du zusammendrücken willst, mußt du erst richtig sich dehnen lassen, was du schwächen willst, das mußt du erst richtig stark werden lassen.» Feinere, tiefere Techniken können erst dann angewendet werden, wenn der S-Typ geistig und emotional in der Lage ist, die andere Polarität des V-Typs aufzunehmen und zu integrieren.

Den Konstitutionstyp annehmen.

Wenn man Ausgeglichenheit erreichen will, muß zuerst die Frage geklärt werden, **was für ein Typ** jemand ist. Aus den von mir entwickelten Tests läßt sich verhältnismäßig leicht erkennen, zu welchem Typus jemand neigt und welche Verhaltensformen er unter Streß ausgeprägter zeigt.

Wenn wir nun wissen, zu welchem Konstitutionstypus wir neigen, sollten wir uns nicht fragen, ob er vererbt oder wie er entstanden sei, sondern es gilt, die erkannte Tendenz anzunehmen, wie eine liebende Mutter die Besonderheiten ihres Kindes annimmt und gerade darauf stolz ist. Seien wir also stolz, wenn sich unser Typus so deutlich zeigt.

Nun gehen wir noch einen Schritt weiter und verstärken die Tendenz. S-Typen versuchen, sich noch intensiver durchzusetzen, V-Typen ziehen sich noch mehr zurück. So lernen wir uns noch besser kennen, und wenn wir dies einige Wochen machen und uns dabei zugleich aufmerksam beobachten, dann können wir den nächsten Schritt wagen. Wenn wir so richtig mit unserem Typus beschäftigt sind, versuchen wir uns auch einmal kurz die Reaktion des Gegenpols vorzustellen. Es ist klar, es handelt sich zunächst nur um ein Gedankenspiel. Wir spielen zum Beispiel mit der Idee, wir seien passiv und schlaff, obwohl wir jetzt gerade explodieren möchten. Im praktischen Teil dieses Buches werde ich Übungen beschreiben, mit denen man auf der Körperebene, konkret an der Um-Polung arbeiten kann. Es sind dies vor allem die Übungen der «Segmentalen Entspannungstechnik (SET)», die beide Pole, die Aktivität und die Ruhe, enthalten. Geeignet sind auch «Die 5 Übungen der Jahreszeiten», die wirkungsvollen Übungen «Hände helfen heilen», «Die Summ-Meditation» sowie «Die Verbindung des inneren Kanals».

Durch Verstärken der eigenen Tendenz lernt man seinen Typ noch besser kennen.

Fassen wir zusammen: Unser **vegetatives Nervensystem** arbeitet nach dem Prinzip abwechselnder Aktivität (Sympathikus) und Ruhe und Erholung (Vagus). Beide Teile gehören zusammen und bilden ein Ganzes, nur so sind wir lebensfähig. Mit Krankheit hat das vorerst nichts zu tun. Es ist einfach herrlich, aktiv zu sein, zu joggen, radzufahren, zu tanzen, man spürt den Atem, Schweiß rinnt – man fühlt sich «eins» mit sich selbst. Ebenso nach einer aktiven Phase: Man ist entspannt, das Blut pulsiert in allen Kanälen, tief aus dem Innern steigt so etwas wie Zärtlichkeit empor, für sich und für andere – die Welt ist in Ordnung. Wenn wir aber aus welchen Gründen auch immer einem Teil unseres vegetativen Nervensystems das ganze Feld überlassen haben und den andern nicht zu seinem Recht

Wir sind nur lebensfähig, wenn Aktivität und Erholung im Einklang sind.

kommen lassen, dann ist Krankheit vorprogrammiert. Was dann trainiert werden muß, ist der Übergang von einer Seite zur anderen, vom Aktiven zum Passiven, vom Passiven zum Aktiven, das ist Übergangsarbeit und Integrationsarbeit.

Nur wo Ruhe ist, kann auch Dynamik entstehen.

Wenn wir nun allmählich lernen, uns nicht mehr auf die Seite des einen Pols zu schlagen, wenn wir es schaffen, daß sich unser Nervensystem weder ausschließlich in Aktivität noch ausschließlich in Ruhe befindet, wenn wir das scheinbar Abwesende bereits als das Anwesende erfahren können, dann ist in uns «Mitte» entstanden. In der Bewegung des Körpers ist jetzt zugleich ein Raum der Ruhe. Wo Ruhe ist, ist auch Verbindung zu Dynamik. Solche «Mitte» ist nicht Stillstand und Statik, sondern fließende Bewegung, **«Fließ-Gleichgewicht»**. Dieses Gleichgewicht läßt sich nur erreichen, wenn wir mit den Polen die Verbindung aufrechterhalten können. Der Weg zur Mitte verlangt die Auseinandersetzung mit unseren Gefühlsrealitäten und auch die Beschäftigung mit unseren existentiellen Ängsten. Verlangt wird von uns, daß wir um die Wahrheit ringen. Dazu gehört auch die Einsicht in unsere Vergänglichkeit. Ein solcher «Weg zur Mitte» führt über den Versuch, uns wieder «in die Gegenwart» zu versetzen, uns dem Fluß der Zeit anzuvertrauen, uns wieder mit der Natur zu verbinden. Sich auf den «Weg zur Mitte» zu machen bedeutet, vom Empfinden und Fühlen ins Denken hinüberzuwechseln und vice versa – nur diesmal «bewußt» – die Verbindung zwischen den Polen zu halten. Es kann, wenn wir Schritt für Schritt, zunächst mit ganz einfachen Mitteln, die genanten Aspekte trainieren, zeitweise ein außerordentlicher Bewußtseinszustand eintreten, in dem **«Ganzheit» erlebt wird.** Wenn wir dann aus solcher «Ganzheit», aus der «Mitte» wieder hinausfallen, können wir vielleicht erkennen, wie labil wir sind. Der tschechisch-amerikanische Psychiater Stanislav Grof bezeichnet dies als «Transpersonale Krise»: Wer Ganzheit erlebt hat und wieder aus ihr herausfällt, wird erkennen, in welch merkwürdigen Situationen er sich befindet, wie abgeschnitten er ist von seinen Gefühlen, von seinen Mitmenschen, von seinen Energien.

■ **Testfragen zur Konstitutionslage**

YANG-TYP (S-TYP)	
aktiv	
ungezwungen	
sportlich	
nervös, aufbrausend	
entschlußfreudig	
wenig Schlaf	
leichter Schlaf	
sucht Frische (Schatten)	
Tagmensch	
Optimist	
liebt lebhafte Farben	
ist eher mager	
gesunde Farbe des Teints	
Haut trocken	
starker Haarwuchs am Körper	
neigt zu einer Glatze	
wenig Speichel	
seltenes Wasserlösen	
Urin dunkel	
schwitzt wenig	
liebt Salziges	
ist ausdauernd	
neigt zu Muskelkrämpfen	
nicht fröstelnd	
Periode kurz und schwach	
	Total

Zutreffendes ankreuzen, ohne lange zu überlegen.

Eine um 5 höhere Zahl entweder beim S-Typ oder V-Typ ist ein deutliches Zeichen, daß Sie an Ihrer Konstitutionsbalance arbeiten sollten.

■ **Testfragen zur Konstitutionslage**

YIN-TYP (V-TYP)	
eher passiv, müde	
eher schüchtern	
unsportlich	
sanft, ruhig	
eher unentschlossen	
viel Schlaf	
tiefer Schlaf	
benötigt viel Wärme	
Nachtmensch	
ist eher Pessimist	
liebt dunkle Farben	
neigt zu Übergewicht	
eher bleicher Teint	
Haut feucht	
schwacher Haarwuchs am Körper	
viel Kopfhaar	
viel Speichel	
öfteres Wasserlösen	
Urin hell	
schwitzt viel	
liebt Süßes	
ermüdet schnell	
hat eher schlaffe Muskeln	
fröstelt	
Periode lang und stark	
	Total

Zutreffendes ankreuzen, ohne lange zu überlegen.

Eine um 5 höhere Zahl entweder beim S-Typ oder V-Typ ist ein deutliches Zeichen, daß Sie an Ihrer Konstitutionsbalance arbeiten sollten.

Muskuläre Panzerung – ungelebtes Leben

Unter den westlichen Therapiesystemen, welche mein Konzept mitgeprägt haben, ist zunächst die Reichsche Therapie zu nennen. Wilhelm Reich, 1897 in Österreich geboren, ist der eigentliche Urvater vieler unserer Körpertherapien. Und in der Tat hat Reich Erstaunliches geleistet. Seine Botschaft war, daß man über den Körper – eigentlich **nur** über ihn – in sehr tiefe seelische Bereiche gelangen könne, allerdings bloß dann, wenn der Patient sich an der Arbeit beteiligt. Reich versuchte auch die Psychoanalyse, die ich doch eher den Geisteswissenschaften zurechne, **naturwissenschaftlich** zu erklären. Er ging davon aus, daß es eine Grundstruktur gibt, einen rhythmischen «Viertakt des Lebens». Die Lebensenergie besteht demnach aus vier Phasen: Spannung, Ladung, Entladung, Entspannung. Diesen Rhythmus beobachtete Reich bei der einzelligen Amöbe genauso wie beim Menschen. Daraus leitete er seine Ausgangsposition ab: Er sah den Menschen als eine Art elektrischen Generator, der dem beschriebenen Rhythmus gehorcht.

Die Lebensenergie bsteht aus Spannung, Ladung, Entladung und Entspannung.

Seelische Gesundheit hing für Reich wesentlich von der «orgastischen Potenz» ab. Die «Orgon-Energie», wie er sie auch nannte, entspricht annähernd dem Qi der Chinesen oder dem Prana der Inder usw. – meiner «Lebensenergie». Diese Vorstellungen zeigen, daß in allem Lebendigen eine Grundkraft vorhanden ist. Reich sah diese Grundkraft beim Menschen in der sexuellen Orgasmusfähigkeit, aber er meinte mit «Orgasmus» ein umfassendes, ein ganzheitliches Erleben auf körperlicher, emotionaler und geistiger Ebene. In der **Angst** glaubte Reich anderseits jene Kraft zu erkennen, die den Menschen hemmt, seine «sexuelle» Lebensenergie zu entfalten und zu spüren. In der Angst sah er den zentralen «Blockierungsmechanismus».

In allem Lebendigen ist eine Grundkraft vorhanden.

In der Analogiekette der «fünf Wandlungsphasen» der traditionellen chinesischen Medizin sind Angst und Wasser analog

Wasser ist das stärkste Element: es ist Lebensspender.

zueinander. Wasser ist nun aber das «stärkste» Element: Es ist mächtiger als der Fels, weil es ihn zu höhlen und wegzuspülen vermag. Wasser ist der Lebensspender. Wasser ist auf der Erde immer und überall vorhanden – als Urin, im Gewebe, in Pflanzen und Bäumen, als Bach, Fluß, See, Strom, Meer, als Regen, Schnee, Eis. Aber nicht Härte zeichnet das Wasser unter irdischen Bedingungen aus, sondern Sanftheit, Nachgiebigkeit. Diese Eigenschaften sind es, die ihm seine unüberwindbare Macht geben.

Die Analogie von **Wasser** und **Angst** bezieht sich auf den Zeitpunkt, wenn Wasser nicht mehr fließt, wenn es vereist, sich härtet oder gestaut wird. Dann ist das stärkste Element blockiert. Die Kette läßt sich ja noch weiter verfolgen – auch der Winter gehört dazu, wenn Wasser gefriert und blockiert ist und das Leben stillsteht, unter extremen Bedingungen für immer erlischt.

Körperpanzerungen sind eine materialisierte Form der Angst.

Bei Reich sind **Körperpanzerungen** nichts anderes als eine materialisierte Form der Angst. Durch die Panzerung wird die Lebensenergie am Fließen gehindert. Reich hat zudem jene Körperregionen entdeckt und beschrieben, wo solche Panzerungen besonders häufig vorkommen: Gesicht, Schultern, Nackenmuskulatur, Brustring, Beckenbereich usw.

Die Reichsche Therapie zielt darauf ab, den Menschen aus seiner Körperpanzerung zu befreien, die blockierte Energie wieder in Fluß zu bringen, damit er ein Gefühl des freien Strömens erlebe.

Die therapeutische Methode, die ich übernommen und ausgebaut habe, besteht zunächst darin, **intensiv in den schmerzenden Bereich hineinzuatmen** und möglichst genau zu spüren, welche Körperstellen blockiert sind. Der Reichsche Therapeut spricht nicht viel, er wartet, bis sein Patient selber über seinen Körper und seine Empfindungen zu reden beginnt. Reich massierte aber auch Stellen, die verhärtet waren, er arbeitete also mit Mitteln der «Physiotherapie».

Die Arbeit mit dem chronischen Schmerz

Der körperliche Schmerz ist eine angemessene Reaktion des gesunden Nervensystems auf einen das Gewebe gefährdenden Reiz. Es handelt sich um einen Schutzreflex.

Wir unterscheiden verschiedene Schmerzen, die wir in die beiden Gruppen «akute» und «chronische Schmerzen» einteilen können. Der **akute** Schmerz ist im Labor «simulierbar» und kann so umschrieben werden: Schneller oder langsamer Schmerz, viszeraler (Eingeweideschmerz) oder skelettaler Schmerz (Schmerz des Bewegungsapparates), ausstrahlender oder projizierter Schmerz usw.

Akute und chronische Schmerzen.

Chronischer Schmerz entwickelt sich während eines längeren Zeitraums, das heißt während mindestens sechs Monaten. Aus zahlreichen Untersuchungen ließen sich weitere charakteristische Eigenschaften des chronischen Schmerzes (CS) herauskristallisieren:

- Bei chronischen Schmerzen ist keine «angemessene Heilung» zu erwarten.
- Die Behinderung bei chronischen Schmerzen ist oft größer, als der physische Befund erwarten läßt.
- Die Patienten erzählen ihre Krankengeschichte frei und ausführlich, meist als Geschichte mißlungener Heilungsversuche.
- Medikamente sind bei chronischen Schmerzen wirkungslos. Die Patienten sind oft depressiv und wegen Übermedikation weniger «funktionsfähig». In der Regel haben sie bereits viele Medikamente ausprobiert, sind oft sogar **medikamentensüchtig**. Sie nehmen die Medikamente, obwohl diese «nicht viel helfen, um den Schmerzen die Spitze zu nehmen».
- Das Schmerzproblem wird meist als Notfall geschildert, die Schmerzen werden als «nicht auszuhalten» empfunden. Die

meisten Patienten bekräftigen denn auch, sie würden «alles unternehmen», um schmerzfrei zu werden. Sie glauben, daß die eigentliche Ursache des Schmerzes noch nicht gefunden worden ist.

- Die Patienten verneinen, Probleme anderer Natur zu haben. Sie gehen davon aus, daß ihre Depression, ihre Beziehungsschwierigkeiten usw. auf die Schmerzen zurückzuführen sind und verschwinden werden, sobald sie wieder schmerzfrei sind.

Bevor man einen Patienten zum «chronischen Schmerzpatienten» (CSP) erklärt, sollte man in jedem Fall das ganze diagnostische Instrumentarium der Schul- und Komplementärmedizin ausschöpfen. Es besteht sonst die Gefahr, medizinische Probleme zu übersehen, die mit dem chronischen Schmerz nichts zu tun haben. Bei chronischen Schmerzpatienten können die Schmerzen zum Teil auch auf dem Entzug des Suchtmittels beruhen, was die Schmerzempfindlichkeit erhöht und die Schmerztoleranz senkt.

Chronische Schmerzen dürften der häufigste Grund sein, weshalb Patienten eine physikalische Therapie aufsuchen. In der **energetischen Therapie** ist der chronische Schmerz gleichsam eine Durchgangspforte zur Essenz der Lebensenergie. Diese ist beim chronischen Schmerz nach Auffassung der traditionellen chinesischen Medizin in einem Speicherorgan (Leber, Herz, Milz/Pankreas, Lunge oder Niere) blockiert. Jedes dieser «Organe» speichert ja eine seelische Energie, die sich im Einklang mit der Natur befinden sollte. Wenn wir von «Organen» sprechen, meinen wir nicht nur ihre (physiologischen) Funktionen, auch nicht ihren pathologischen Zustand, sondern ihre emotionale Vernetzung mit dem Organismus und den Nachbarorganen (Organzyklus) und ihre Verbindungen zur «Außenwelt», zum Klima, dem Gesellschaftlichen, dem Beruf, den Beziehungen. Alle diese Faktoren wirken auf die «Organseele». Selbstverständlich können wir die Essenz der Lebensenergie oder der «Organseelen» nicht erkennen. Was wir erkennen können, sind lediglich die Auswirkungen

Der chronische Schmerz ist die Durchgangspforte zur Essenz der Lebensenergie.

einer Blockierung der Energie oder ihres wiedergewonnenen Fließens.

Chronischer Schmerz als Entwicklungsprozeß

Seit vielen Jahren beschäftigt mich am chronischen Schmerz vor allem sein Entwicklungprozeß. Das folgende Schema des Adaptationssyndroms nach Selye zeigt einen dreiphasigen Ablauf von unspezifischen Allgemeinreaktionen des Organismus, wie wir ihn auch bei (chronischen) Schmerzpatienten antreffen:

1. Alarmreaktion (Schock und Gegenschock)

2. Abwehr- oder Kompensationsphase

3. Erschöpfungs- oder Dekompensationsphase

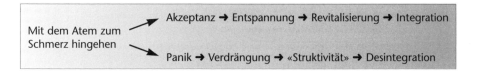

Mit dem Atem zum Schmerz hingehen

Akzeptanz → Entspannung → Revitalisierung → Integration

Panik → Verdrängung → «Struktivität» → Desintegration

Das Adaptationssyndrom nach Selye

Das Adaptationssyndrom ist ein allgemeines Anpassungssyndrom des Organismus auf Reizeinwirkungen (Stressoren, Streßsituationen), auf eine Infektion, Vergiftung, Verletzung, Emotion. Diese Anpassung wird eingeleitet und gesteuert durch das Zwischenhirn-Hypophysen-System, das vermehrt «adaptive» Hormone ausschüttet. Das Adaptationssyndrom umfaßt drei Stadien:

1. Die Alarmreaktion mit Schocksymptomen

2. Die teilweise Rückbildung der Schocksymptome in die «Gegenschockphase» als beginnende Adaptation

3. Das Stadium der Resistenz als Abwehrreaktion mit voller Adaptation

Bei zu lange dauerndem sowie bei nachhaltig wirkendem Streß kann die Adaptation durch das Versagen der Nebennierenrinde zusammenbrechen. Es ist das Stadium der Erschöpfung, der endokrinen Insuffizienz.

Die noch wache Vitalität in der **Abwehr- oder Kompensationsphase** läßt sich meist auch therapeutisch wirksam nutzen. In dieser Phase haben viele Patienten Gefühle wie Wut, Zorn und Ärger: «Die Ärzte, die Therapeuten verstehen mich nicht», «ich werde als Simulant hingestellt», «die sollten einmal meinen Schmerz ertragen müssen, dann würden sie sehen, wie ich leide», das sind typische Äußerungen von Dauerschmerzpatienten. Solche Patienten haben oft auch Träume oder (Wunsch-)Gedanken mit aggressivem Inhalt. Sie verfluchen (nicht immer zu Unrecht) die Krankenkassen, die Versicherungen oder den Arbeitgeber. Sie bleiben dabei nicht passiv, sie handeln, wechseln zum Beispiel dauernd den Arzt oder den Therapeuten: Eine neuere Untersuchung von Philip L. Gildenberg und Richard A. DeVaul an 362 Patienten mit chronischen Schmerzen ergab, daß die meisten von ihnen in der Tat schon bis zu sechs Ärzte aufgesucht hatten. – Die intensivste Handlung des Patienten in dieser Phase besteht aber darin, über den Schmerz zu reden, zu klagen und noch einmal zu klagen.

Die wache Vitalität muß therapeutisch genutzt werden.

In der **Erschöpfungs- oder Dekompensationsphase** hingegen «läuft nichts mehr» oder nur noch wenig. Die seelische und körperliche Struktur ist verhärtet, erstarrt («struktiv»), das System ist stabil. Die (reduzierten) Selbstheilungstendenzen des Organismus versuchen immerhin ab und zu, das System zu labilisieren. Die Schmerzen nehmen in solchen Perioden zu, es kommt zu Fieberschüben, Wutausbrüchen u.a. Bei etlichen Patienten, die schon in diese Phase eingetreten sind, deren Leiden also «struktiv» geworden ist, kann ein Versuch, sie in die zweite, aktive Phase zurückzuholen und sie zu revitalisieren, erfolgreich verlaufen. Gelingt dies nicht mehr, so soll der Therapeut neben der normalen therapeutischen Arbeit mit dem Patient auch Trauerarbeit leisten und ihn begleiten.

Bei seelisch und körperlich verhärteter Struktur ist eine Revitalisierung schwierig.

Mehr therapeutischen Erfolg verspricht **die Abwehr- oder Kompensationsphase** und **der Moment des Hinüberkippens** in **die Erschöpfungsphase**. Es ist dabei irrelevant, ob die Krankheit «psychischen» oder «somatischen» Ursprungs ist. In beiden Fällen drückt sich das Erleben des Patienten stets gleichzeitig in psychischen **und** körperlichen Phänomenen aus. Der nicht mehr nachlassende Schmerz, das Gefühl, dem Schmerz hilflos ausgeliefert zu sein, vom Schmerz überwältigt zu werden, löst existentielle Angst oder Panik aus.

Beobachtungen bei Neugeborenen und Experimente mit Tieren lassen darauf schließen, daß beim Menschen und anderen Säugern das sensorische Schmerzsystem schon zum Zeitpunkt der Geburt stark entwickelt ist. Und nach Stan Grof läßt sich die **Erinnerung** an Schmerz tatsächlich bis in die perinatalen Lebensabschnitte zurückverfolgen. Die existentielle Panik des chronischen Schmerzpatienten kann also auch aus Erinnerungen früherer Schmerzerfahrungen stammen. Stets wird die Panik aber auch vom Blick in die Zukunft gespeist: Werde ich invalid? Ende ich im Rollstuhl? Muß ich ins Heim für Chronischkranke? Werde ich an Krebs qualvoll sterben? Der Erwachsene bewertet den Dauerschmerz vor allem im Hinblick auf (künftige) Lebensqualität, soziale Beziehungen und Lebenserwartung.

Chronischer Schmerz stellt Lebensqualität, soziale Beziehungen und Lebenserwartung in Frage.

Bei Kindern scheinen solche Überlegungen zu fehlen, offenbar weil sie die Bedeutung der Krankheit und des Dauerschmerzes für ihr künftiges Leben noch nicht abschätzen können. Ähnlich ist es in der Tierwelt: auf akute, plötzliche Schmerzreize reagieren die Tiere mit heftigen Abwehr-, Flucht- und Angstreaktionen, während sie bei Krankheiten, bei denen wir einen Dauerschmerz annehmen können, meistens keine auffälligen und deutlich schmerzbezogenen Verhaltensänderungen zeigen.

Dem Dauerschmerz ist weder durch Angriff noch durch Flucht zu entrinnen. In dieser Paniksituation bleibt dem Leidenden nur der «Totstellreflex». Dieses Sichtotstellen ist gekennzeichnet durch ein Starrwerden, durch eine hypertone Muskulatur – Ischämie – und durch die Ausgliederung oder Abspaltung der schmerzenden Körperabschnitte aus dem Bewußtsein. Auf diese Weise gelingt es dem Patienten, seine Panik zu verdrängen, und er wird darauf achten, daß sie nicht mehr aufsteigen kann. Allmählich wird er so zum chronischen Schmerzpatienten.

Schmerzende Körperabschnitte werden aus dem Bewußtsein gelöscht.

■ Die energetische Therapie bei chronischen Schmerzpatienten

Bei akuten Schmerzen kann konventionelle Physiotherapie zusammen mit energetischer Therapie dazu beitragen, die Schmerzen zu lindern und damit einer Schmerz-Chronifizierung vorzubeugen, da der Schmerz nicht «ausgegliedert» werden muß. Uns interessiert hier aber vor allem das Schmerzmanagement, das die energetische Therapie dem chronischen Schmerzpatienten anzubieten hat. Bei der energetischen Therapie werden die Regressions-, die Integrations-, die Abschluß- oder die Genesungsphase durchlaufen. Viele Patienten mit chronischen Schmerzen befinden sich zu Beginn in einem Zustand endokriner Insuffizienz (innere Schwäche). Und bei diesen Patienten ist es besonders wichtig, nicht gleich mit gezielten Therapie-Übungen einzusetzen, sondern ihnen in ihrer Erschöpfung zunächst einmal einen Raum anzubieten, wo sie sich «gehenlassen» können – einen **Raum der «Regression»**.

Konventionelle Physiotherapie und energetische Therapie lindern Schmerzen.

Der nächste Schritt wird die Segmentale Entspannungstechnik sein. Sie wird die Muskelpanzerung lockern und die Atmung vertiefen (Seite 76). Hier schaffen wir die Voraussetzung, daß wir mit dem Schmerz selber arbeiten können. Wichtig ist auch die gute Beziehung zwischen Patient und Therapeut: Wenn kein Vertrauensverhältnis besteht, kann das ganze Unterfangen nicht gelingen. Nicht zuletzt muß der Therapeut gelernt haben, das eigene therapeutische Verhalten wahrzunehmen, darüber nachzudenken. «Die Dinge, die weh tun, lehren uns etwas», hat Benjamin Franklin einmal gesagt, und ein Dauerschmerzpatient tut jedem Therapeuten weh. Ein solcher Patient ist für uns ein Lehrmeister; er lehrt uns zu lauschen, anzunehmen, Verantwortung zu übernehmen.

Schmerzpatienten müssen zum Therapeuten ein Vertrauensverhältnis haben.

■ **Chronischer Schmerz als Helfer**

Auch beim chronischen Schmerzpatienten gibt es Schmerzstellen, die lokalisierbar sind und über längere Zeit am selben Ort verharren. Es wird mit dem gearbeitet, was «da» ist, mit «diesem Schmerz». Die folgenden Anweisungen sollen nicht isoliert ausgeführt, sondern in eine Massagetechnik (z.B. Akupressur) eingebettet werden.

Die vier Schritte:

1. Der Patient selbst wählt die Schmerzstelle beziehungsweise den Schmerz, den er vermindern will. Er lokalisiert und beschreibt den Schmerz.

2. Der Patient atmet ein und geht gedanklich zum Schmerz hin (Kontaktaufnahme). Gleichzeitig drückt der Therapeut leicht auf die ausgewählte Schmerzstelle.

3. Der Patient atmet gut aus und stellt sich dabei vor, daß er den Schmerz mit dem Ausatmen zerstreuen kann. Der Therapeut drückt gleichzeitig etwas fester auf die schmerzende Stelle.

4. Der Patient erholt sich von der Arbeit. Wir geben ihm Zeit. Die Atmung kann sich beruhigen. Dann stellt der Therapeut Fragen: Konnten Sie zum Schmerz hingehen? Hat sich der Schmerz verändert? Wenn ja, in welcher Weise? Wie fühlen Sie sich insgesamt?

In einer therapeutischen Sitzung wird nie mehr als eine Schmerzstelle behandelt. An der ausgewählten Stelle wird ungefähr fünfmal gearbeitet, dann wird dem Patient Zeit zur Erholung gegeben. Erst nachher werden Fragen gestellt. Bei der nächsten Behandlung wird nachgefragt, ob sich in der Zwischenzeit etwas bewegt hat. Bisweilen haben die Patienten die Übung zu Hause selbst noch einmal versucht. Ein Auftrag zur Selbstbehandlung wird aber nicht erteilt. Am Ende jeder

Sitzung wird der Therapeut fragen, ob der Patient eine weitere Schmerzstelle auf diese Weise behandeln will. So wird der Weg bereitet, später direkt mit den Emotionen arbeiten zu können.

Der Circulus vitiosus des Schmerzes

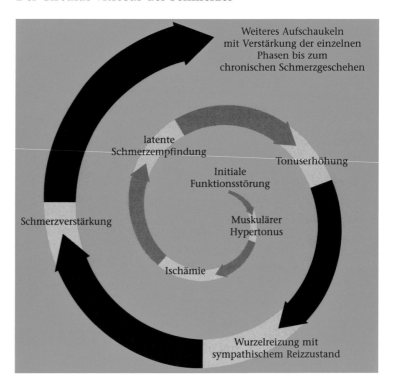

Weiteres Aufschaukeln
mit Verstärkung der einzelnen
Phasen bis zum
chronischen Schmerzgeschehen

latente
Schmerzempfindung

Tonuserhöhung

Initiale
Funktionsstörung

Muskulärer
Hypertonus

Schmerzverstärkung

Ischämie

Wurzelreizung mit
sympathischem Reizzustand

▪ Die Arbeit mit Emotionen

Unter «Emotionen» verstehe ich starke, lang andauernde Gemütsbewegungen, die in bestimmten Situationen aufkommen und das ganze Verhalten eines Menschen bestimmen können und welche die Tendenz haben, sich tief in das körperliche System einzugraben und so die Körperlichkeit nachhaltig zu verändern.

Große Veränderungen keimen in der Stille: Ist eine belastende und immer wiederkehrende Emotion wahrgenommen worden, so geht es vorerst nur darum zu versuchen, diese Emotion anzunehmen, «dran» zu bleiben. Das hat aber seine Tücken. Es braucht viel Mut, Kraft und Ausdauer, um mit einer Emotion wie Angst, Trauer, Wut usw. in Kontakt zu bleiben. In unserem Kulturkreis sind wir trainiert, diese Empfindungen wegzu-therapieren, sei es mit Medikamenten oder «irgendwie». Wichtig scheint zu sein, daß Gefühle der Angst und Trauer baldmöglichst verschwinden.

Unser Kulturkreis therapiert Empfindungen weg.

Bei der Arbeit mit Emotionen steht im Vordergrund, sich zuerst selbst wahrzunehmen. Diese Wahrnehmung erlaubt es über-haupt erst, den Kontakt zu ihnen zu bekommen und die «Ver-härtungen» tiefsitzender Emotionen im Körper zu spüren. Kennt man die verspannten Körperstellen, hat man sie erspürt und lokalisiert, dann kann die Atmung zu deren Lockerung gezielt eingesetzt werden. Nebst der Lockerung und Zerstreuung liefert die Atmung auch die nötige Energie für die ganze Arbeit, insbesondere für das Aushalten einer bedräng-genden Emotion. Die Arbeit mit den Emotionen geschieht technisch analog zur Arbeit mit dem Schmerz, auf dem sie aufbaut.

Nur wer sich selber wahrnimmt, wird tiefsitzende Emotionen spüren.

Die Emotionen hängen mit den fünf Wandlungsphasen (Seite 95) zusammen. Wenn wir nun mit diesen Emotionen – Wut, Freude, Trauer usw. – arbeiten, deren Wurzeln im Körper verankert sind (oder steckengeblieben sind), so versuchen wir, mittels Integrationsarbeit Gegensätze zu versöhnen, dabei aber nicht bei der «Heilung» stehenzubleiben, sondern vor allem, uns wieder **an den Fluß der Zeit anzukoppeln**. Über die Versöhnung der Gegensätze hat C.G. Jung in «Myste-rium Coniunctionis» geschrieben: «Die Gegensätze werden zu einem Gefäß, in welchem jenes Wesen, das einmal das eine, bald das andere war, vibrierend schwebt, wodurch das peinlich Suspendiertsein zwischen Gegensätzen sich allmäh-lich in eine bilaterale Tätigkeit des Mittelpunktes verwandelt» (Bd. 14 GW). Auf dem «Weg zur Mitte» versuchen wir also, Gegensätze wie aktiv-passiv, mächtig-ohnmächtig, Vagotoni-ker-Symphathikotoniker miteinander zu versöhnen **und** zu integrieren.

Mit der Integrationsarbeit versöhnen wir Gegensätze.

Die Konstitutionslage, um ein Beispiel herauszugreifen, läßt sich aber mit «technischen» Mitteln allein nicht ändern, eine solche Vorstellung führt in die Irre. Im Prozeß der Körperarbeit taucht zunächst die Erkenntnis «So bin ich» auf. Der Inhalt dieses «So-Seins» besteht am Anfang mehr aus körperlichen, emotionalen und Verhaltens-Determinanten. In intensiver Körperarbeit kann nun das Gefühl wachsen, daß «es gut ist, wie ich bin». Dies kann durchaus auch beim chronischen Schmerzpatienten geschehen. – Das So-Sein muß sich mir und andern dann nicht länger durch Störungen in Erinnerung rufen. In der Versöhnung mit dem So-Sein liegt aber auch die Möglichkeit des Sich-ändern-Könnens, des Andersseins begründet. Wir müssen nicht mehr unterscheiden, wir können es fließen lassen. Das Gefühl «so, wie es ist, ist es gut» entsteht, es ist ein Gefühl des Seins, das zum Wohlsein wird. Und solches Wohlsein ist nach meiner Auffassung der entscheidende Schritt auf dem «Weg zur Mitte». Es ist an das Reale des Körpers gebunden. Nur im Körper, im Tempel des eigenen Leibes gleichsam, kann das Spiel des Lebens gespielt werden.

Das Gefühl des Wohlseins ist der Weg zur Mitte.

Mit dem Wohlsein ist freilich auch ein Unwohlsein verbunden: Die Verbindung, der Fluß zwischen Himmel und Erde ist nur momentan und relativ, und die Gegensätze tauchen in steten Rhythmen aufs neue auf. Die Analogie zum Wechsel der Tages- oder Jahreszeiten erlaubt zu erkennen, was im Augenblick aktuell ist, welche Dualitäten aufbrechen, wo wieder Integration und Versöhnung notwendig wird. Denn die Wandlungsphasen der traditionellen chinesischen Medizin kennen selbst für alle Jahreszeiten ein Gegensatzpaar, sie werden als Zustände der Energiefülle oder -leere bezeichnet.

Die Emotionen, seien sie nun in Fülle oder in Leere, sind immer an das äußere Milieu oder das biologische Substrat gebunden. Im lebenden Organismus können wir die Wirkungen von Emotionen am Gesichtsausdruck, an der Körperhaltung, am Muskeltonus, am Atemrhythmus, am Puls oder mittels Hautmessungen erkennen. Auch die Versöhnung der Gegensätze beziehungsweise die «Ganzheit» ist an den körperlichen

Reaktionen zu erkennen. Deshalb hält sich die energetische Therapie an diese Parameter. Um noch einmal deutlich zu machen, worum es geht: Arbeit mit den Emotionen bedeutet nicht, negative Emotionen durch positive zu ersetzen. Auch am Wohlsein wollen wir nicht festhalten, wie es auch nicht unser Ziel sein kann, daß ständig die Sonne scheint oder immer Sommer ist. Gegensätze werden im Fließen der Zyklen aufgelöst, wenn wir nicht in einer Phase steckenbleiben. Eine Emotion wird durch den Atem nicht einfach «zerstreut», entscheidend ist, daß sie fortan abgelöst werden kann durch eine andere Emotion.

Arbeit mit Emotionen hat nicht zum Ziel, negative durch positive zu ersetzen.

«Wenn auf Erden alle das Schöne als schön erkennen, so ist dadurch schon das Häßliche gesetzt. – Wenn auf Erden alle das Gute als gut erkennen, so ist dadurch schon das Schlechte gesetzt. Denn Sein und Nichtsein erzeugen einander. Schwer und Leicht vollenden einander. Lang und Kurz gestalten einander. Hoch und Tief verkehren einander. Stimme und Ton vermählen sich. Vorher und Nachher folgen einander. Also auch der Berufene: Er verweilt im Wirken ohne Handeln. Er übt Belehrung ohne Reden. Alle Wesen treten hervor, und er verweigert sich ihnen nicht. Er erzeugt und besitzt nicht. Er wirkt und behält nicht. Ist das Werk vollbracht, so verharrt er nicht dabei. Und eben weil er nicht verharrt, bleibt er nicht verlassen» (Laotse, «Taoteking», S. 42).

Wer nicht verharrt, bleibt nicht verlassen.

◼ Ordnung durch Benennen

Die Arbeit mit dem Schmerz und mit Emotionen setzt «Ordnung» voraus. Das Festhalten und Identifizieren jedes Phänomens wird durch seine sprachliche Fassung, durch die Benennung und vor allem die Lokalisation geleistet. Dies sind eigentlich alles magische Handlungen. Sie haben hohen therapeutischen Wert.

Das Benennen wird zuerst am eigenen Leib still für sich geübt. Gedanken tauchen auf und sind da. Schmerz zeigt sich, Ärger macht sich breit, Unkonzentriertheit, Müdigkeit tritt auf: So sehen die Beobachtungen anfänglich aus, so kann das «Halbdunkel» des eigenen Bewußtseins einmal etwas besser ausgeleuchtet werden. Man hüte sich aber, mit allen diesen gedanklichen und gefühlsmäßigen «Dämonen» zu streiten. Deshalb: keine Bewertung, bloß eine exakte Benennung. Dann verschwinden die Dämonen manchmal wie von selbst.

Wie man mit den Schwierigkeiten dieser Arbeit umgeht, sagt uns der Kommentar «I Ging»: «... da im Chaos der Anfangsschwierigkeiten die Ordnung schon angelegt ist. So muß der Edle in solchen Anfangszeiten die unübersichtliche Fülle gliedern und ordnen, wie man Seidenfäden eines Knäuels entwirrt und sie zu Strängen bindet (...). Wenn man zu Beginn einer Unternehmung auf eine Hemmung stößt, so darf man den Fortschritt nicht erzwingen, sondern muß vorsichtig innehalten. Aber man darf sich nicht irremachen lassen, sondern muß dauernd und beharrlich sein Ziel im Auge behalten.» Wenn man solches Kommunikationstraining eine Zeitlang im Stillen geübt hat, kann man das Übungsfeld auf den Alltag – auch auf den therapeutischen Alltag – ausdehnen. Die erste Phase: in Kontakt mit sich bleiben (Bauchatmung). Nützlich ist hier, mit einem Trainingspartner zu arbeiten.

Bei einer Hemmung darf der Fortschritt nicht erzwungen werden.

Blockierungen in den drei funktionalen Zonen

Das Tao bringt im Wechselspiel der Gegensätze von Yin und Yang die strömende Lebensenergie Qi hervor. Qi kommt überall in der Natur vor. Es ist die Lebenskraft, die sich in allem Lebendigen in Form von Bewegung und Veränderung zeigt.

Nach traditioneller chinesischer Vorstellung beruhen die meisten Erkrankungen auf **Störungen im Fließen des Qi**. In der östlichen Medizin gibt es verschiedene Manifestationen und damit Unterteilungen des zentralen Qi-Begriffes. Eine davon ist die Unterteilung in drei Funktionszentren mit drei entsprechend unterschiedlichen Energieformen, die aber immer in reger Kommunikation untereinander sind. Diese Zentren sind eigentliche Informationszentren, die darauf achten, daß die Lebensenergie ungehindert fließen kann. Tritt irgendwo eine Blockierung auf, wird sofort Alarm geschlagen und eine entsprechende Gegenmaßnahme im Sinne einer Selbstregulation oder Selbstheilung eingeleitet. Die meisten dieser feinen Disharmonien und deren Regulation spielen sich ohne unser Wissen ab. Erst wenn es sich um starke Blockierungen handelt, bringt der Körper sie über Schmerz und muskuläre Verspannungen ins Bewußtsein. Die Blockierungen oder Informations- und Reaktionssperren nennt Reich «Biopathie». Zuerst entsteht eine äußere muskuläre Panzerung, auf die nach einer gewissen Zeit eine innere, auf die unwillkürliche Muskulatur gerichtete Blockierung folgt, welche zu einer Regulationsstarre des gesamten vegetativen Lebens führt und auch das Immunsystem in seiner Funktion einschränkt. Hält diese Erstarrung über längere Zeit an, entwickelt sich aus einer verkrampften, verkürzten Muskulatur eine allgemeine Muskelschwäche, begleitet von einer depressiven, resignativen Grundstimmung. Gleichzeitig verstärkt sich die Immunschwäche.

Drei Funktionszentren (Energiezentren) überwachen den ungestörten Fluß der Lebensenergie.

Bei starken Blockierungen reagiert der Körper mit Schmerz, muskulären Spannungen und Immunschwäche.

Meine Basistherapie, die Segmentale Entspannungstechnik (SET), ist am wirkungsvollsten, wenn die Muskulatur noch in Spannung ist, die Energie noch nicht gänzlich geschwächt, wenn noch Zeichen von innerer Unruhe, Nervosität, stechende oder krampfartige Schmerzen, entzündliche Symptome da sind und auch noch Gefühle wie Wut oder Ärger. Zu diesem Zeitpunkt ist der zu völliger Energieleere führende Schrumpfungsprozeß noch nicht eingetreten.

DIE DREI FUNKTIONALEN ZONEN		
obere Zone	Herz/Lunge	Geistenergie Atemenergie Abwehrenergie
mittlere Zone	Milz/Magen	Nahrungsenergie
untere Zone	Niere/Blase	Erbenergie

■ Die untere funktionale Zone

Die untere funktionale Zone wird dominiert durch das Organsystem «Niere». In ihr ist die Lebensenergie des Menschen gespeichert. Erschöpft sich die Nierenkraft im Laufe des Lebens, wird der Mensch alt und stirbt. Darum ist die Erhaltung dieser Urkraft und ihr freies Fließen im ganzen Körper die wirksamste Prävention.

Bei der Zeugung haben unsere Eltern einen Teil ihrer Nierenenergie an uns weitergegeben: Sie haben teilweise unser Aussehen, unsere Konstitution, unsere Begabungen bestimmt. Aus diesem Grund nennt man die Nierenenergie auch Erbenergie oder Nieren-Qi oder auch vorgeburtliche Energie. Diese Erbenergie ist in Kontakt mit Informationsfeldern, die mit Hilfe der Segmentalen Entspannungstechnik (SET) erschlossen werden können.

Die Nierenenergie nennt man auch Erbenergie.

Wenn immer wieder der Versuch gemacht wird, sich zu entspannen, loszulassen, sich nicht zu sperren, auch wenn Angst aufkommt, dann fließt die Erbenergie, es entsteht Verbindung, Vertrauen und Lebenskraft. Auf der körperlichen Ebene wird das urogenitale System gestärkt und die Ausscheidung verbessert.

Der Code zu diesen unbekannten Informationsfeldern ist die existentielle Angst. Erst wenn es uns gelingt, uns der Entspannung hinzugeben, kann sich die Angst zeigen, und es können auch Bilder, Träume und Visionen entstehen. Man wird mit der Zeit zwar offen für diesen Bereich, ob er sich einem aber offenbart, liegt nicht in unserer Macht. Es braucht dazu nebst Geduld auch Wille. Der Wille wird aber nicht etwas «Wild-Entschlossenes» sein, sondern etwas Elastisches, Feines, alles Durchdringendes.

Nur im entspannten Zustand kann sich die Angst zeigen.

Die mittlere funktionale Zone

Die mittlere funktionale Zone mit den Organen Milz und Magen ist das Zentrum der Energiegewinnung durch die Nahrung. «Solange Milz und Magen gesund sind, ist jede Krankheit heilbar», heißt es in alten chinesischen Schriften. Warum? «Dies kommt daher, weil aus den Nahrungsmitteln im Magen zunächst die Nährenergie (Ching) freigesetzt und die unreinen von den reinen Bestandteilen getrennt werden müssen, bevor die mittlere funktionale Zone ihre Energie weitergeben kann.»

Solange Milz und Magen gesund sind, ist jede Krankheit heilbar.

Die Nährenergie ist so etwas wie die materielle Substanz des Menschen. Sie ist zugleich auch die Grundlage der Abwehrenergie, die schneller und flinker ist als die Nährenergie.

Bei Ernährung nach den Regeln von Yin und Yang kann ein Überschuß an Nährenergie gebildet werden, welcher als «Vermögen» in den Nieren eingelagert werden kann. Was es dazu aber besonders braucht, ist eine gut funktionierende Milz.

Die Ernährung nach Yin und Yang.

Milz und Magen repräsentieren in der traditionellen chinesischen Medizin (TCM) das Erdelement, d.h. die Funktion der Mitte. Es geht hier um die banale Frage des «Daseins», «die Füße fest auf dem Boden zu haben», «gut im eigenen Körper zu sein». Daß dieses «Dasein» so banal nicht ist, merkt man erst, wenn man sich mit dieser Frage ernsthaft auseinandersetzt. Es geht um die eigene Stabilität, um Harmonie und Gelassenheit, kurz, um die eigene Energiebalance.

Nur wer die Mitte erfährt, kann Vertrauen wecken.

Um die Verbindung zwischen Himmel und Erde herzustellen, ist ein Gefühl für die eigene Mitte notwendig. Kann diese Mitte hin und wieder erfahren werden, kann sich Vertrauen entwickeln.

■ Die obere funktionale Zone

In der oberen funktionalen Zone sind Herz und Lunge sowie die Abwehrenergie zu Hause. Diese Energie hat die Aufgabe, den Körper vor äußerem schädlichem Einfluß zu schützen. Diese Schutzfunktion ist besonders wichtig in der Prophylaxe von Krankheiten. Die Abwehrenergie (Wei) ist vor allem auf der Körperoberfläche lokalisiert. Sie fließt zwischen Muskulatur, Sehnen, Haut und Außenschichten der Körperhöhlen.

Die Chinesen bezeichnen das Herz als Kaiser-Organ und Sitz des Geistes (Shen). Das Herz ist das Zentrum aller körperlichen, geistigen und seelischen Aktivitäten des Menschen. Bei extrem unausgewogenem Zustand, Streß, Konflikten usw. wird das Herz gestört und der Geist verwirrt. Das Herz ist der Meister, der Kaiser der göttlichen Feinsubstanz in der TCM. Sein Denken ist intuitiv durch das Ganzheitliche, das Göttliche induziert. Aus dem Herzen entspringt das Gefühl, daß alle unsere Lebensäußerungen ursprünglich aus der Sehnsucht nach Liebe, nach Ganzheit hervorgegangen sind. Aus dem Herzen entspringt auch das Gefühl der liebevollen, vorurteilslosen und ungeteilten Aufmerksamkeit für sich und damit auch für die andern. Aus dem Herzen entspringt ein großes Potential der Transformation und der Heilung – für uns selbst wie auch für die andern. Übrigens: Humor und ein nachsichtiges Lächeln über die eigenen und die Dummheiten anderer ist das wirksamste Mittel, die Herzenergie fließen zu lassen.

Bei unausgewogenem Zustand, Streß und Konflikt wird das Herz gestört und der Geist verwirrt.

Die Taoisten waren auch der Auffassung, daß ohne die «Zuwendung zur Mitte» und ohne Harmonie kein rechter Atem und keine freie Zirkulation des Qi möglich sind. Jede Atemstörung behindert den natürlichen Lebensrhythmus. Atemstörungen sind eines der augenfälligsten Zeichen einer Abweichung vom «rechten Weg». Übung der «Mitte» über den Atem ist Voraussetzung eines festen im «Hier und Jetzt» wie im «All» verwurzelten «Daseins».

Jede Atemstörung behindert den natürlichen Lebensrhythmus.

Eine Schwächung der Lungenenergie kann auf die verschiedensten Atemfehlformen zurückzuführen sein. Der die Atmung umschließende Muskelpanzer muß gedehnt und gelockert werden, vielfach auch gekräftigt. Die drei wichtigsten Muskelgruppen bei der Atmung sind die drei Atembarrieren: Hals, Zwerchfell und Beckenboden. Durch die SET-Übungen werden alle drei Barrieren geöffnet.

Eine therapeutische Unterstützung kann in einigen Fällen sinnvoll sein.

Segmentale Entspannungstechnik

Schon in früherer Zeit kam in der chinesischen Medizin die Vorstellung einer Dreiteilung des menschlichen Körpers auf – wohl in Analogie zur traditionellen Triade Himmel-Mensch-Erde. Auf diesen Körpersegmenten der taoistischen Tradition beruht das Konzept der Segmentalen Entspannungstechnik.

Mit der Segmentalen Entspannungstechnik arbeiten wir an «unseren Fluß-Störungen».

Fleisch sei «verdichteter Geist», sagte der englische Chirurg Richard Selzer vor einigen Jahren in einem Interview – aber in der Verdichtung zu «Fleisch» ist der Geist oft starr geworden, das mußte ich während meiner mehr als dreißigjährigen physiotherapeutischen Arbeit erfahren. Die Aufgabe der Segmentalen Entspannungstechnik besteht eben darin, den erstarrten, blockierten Geist wieder zu verflüssigen. «Fließender Geist» ist nicht nur der Ausdruck von leichter ablaufenden **physiologischen** Prozessen. Wir wissen, daß der menschliche Körper mehr ist als bloß Knochen, Sehnen, Muskeln und Organe. Um dieses «Mehr» im Körper auch **zu empfinden** und **wahrzunehmen**, arbeiten wir mit Segmentaler Entspannungstechnik an unseren «Fluß-Störungen».

■ **Die Ziele der SET**
- Abbau innerer und äußerer muskulärer Panzerungen.

- Erschließung der drei funktionalen Räume, der Segmente, damit ein ungehinderter Energiefluß möglich wird.

- Die Anregung und Vertiefung der Atmung und die Unterstützung der Selbstregulation und Selbstheilung des Körpers.

- Im Grunde genommen ist die SET ein technisch anspruchsloses und doch wirkungsvolles Mittel, die Gesundheit zu erhalten, denn fließende Energie ist die wichtigste Voraussetzung für ein gesundes Leben.

- Ein wichtiges Ziel der SET ist die Schulung der Wahrnehmung für den Alltag. Die SET ist ja nicht nur eine körperliche Übung, sondern sie ist in weit höherem Maß ein Training der Wahrnehmung. Die Wahrnehmung von Spannungen in der Muskulatur und natürlich auch von deren Entspannung. Diese Fähigkeit erlaubt es, auch im Alltag zu erkennen, wann eine muskuläre Verkrampfung in das biologische System eintritt und die Energieflüsse blockiert.

Eine **dynamische Energiebalance** ist nur dann gewährleistet, wenn die Wahrnehmung Blockierungen erkennt und das System trainiert ist, sie wieder abzubauen. Ein praktisches Beispiel soll dies verdeutlichen: Wenn wir unter Streß sind, wenn wir wütend sind usw., sträuben sich nicht nur die Nackenhaare, sondern die Halsmuskulatur zieht die Schultern nach oben und Hals und Schultergürtel werden energetisch blockiert. Bleibt nun diese Verkrampfung über längere Zeit bestehen – wird also nicht abgebaut, – dann verkürzen sich die Muskeln, die Verkrampfung verfestigt sich und die Basis für dauernde Nacken- und Schulternschmerzen, Spannungskopfschmerzen, ja Migräne usw. ist gelegt.

Nur wenn wir Blockierungen wahrnehmen, können wir sie abbauen.

Therapeutische Grundgedanken

Jede SET-Übung enthält ein aktives (Yang) und ein passives Prinzip (Yin), jede fordert zugleich Willensanstrengung wie auch Ruhe und Wahrnehmung. Immer sind die beiden polaren Seiten in der Übung untrennbar miteinander verknüpft. Doch das Wichtigste ist, daß wir beim Üben **handlungsfähig bleiben**, sowohl in der Aktivität wie beim Loslassen. In jeder Übung verbirgt sich übrigens auch ein Paradox: In den aktiven Phasen, beim Halten, versuchen wir zugleich loszulassen, es geschehen zu lassen, damit Fluß entsteht und die fließende Energie Vibrationen erzeugen kann.

Übung 1   **Bild 1 – mittleres Segment**

Ausgangsposition: Rückenlage.

- Wir strecken das eine Bein nach oben und beugen das Knie leicht. Die Ferse zeigt nach oben.
- Erste Übungsphase (aktiv): Wir atmen intensiv in die gespannte Bauchmuskulatur, bis wir eine leichte Vibration spüren.
- Zweite Übungsphase (passiv): Während wir uns allmählich zurückgleiten lassen, entspannen wir und nehmen die Körperphänomene und die Atmung wahr.
- Gleiche Übung mit dem andern Bein.
- Übung 3mal wiederholen.

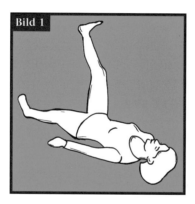

Übung 2   **Bild 2 und 3 – unteres Segment**

Ausgangsposition: Rückenlage.

- Wir winkeln die Beine an. Indem wir die Knie nach außen spreizen, werden die Innenseiten der Oberschenkel gedehnt. Dabei ruhig durchatmen.
- Wir führen die Knie etwas zusammen, bis wir eine Vibration in der Muskulatur spüren. In dieser Stellung verharren wir eine Weile, dann kehren wir wieder zur gedehnten Ausgangsstellung zurück.
- Übung 3mal wiederholen.

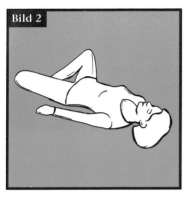

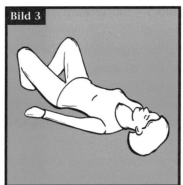

Bild 4 – oberes Segment

Übung 3

Ausgangsposition: Rückenlage.

- Wir winkeln die Beine an. Die Fußsohlen ruhen gut auf dem Boden.
- Wir strecken die Arme nach oben, als wollten wir einen Baum umarmen. Während wir intensiv in den Bauch atmen, spannen wir isometrisch die Arm- und Brustmuskulatur, als wollten wir «den Baum entwurzeln». Dabei achten wir auf die Vibrationen.
- Wir legen Arme und Beine flach auf den Boden, entspannen tief und nehmen die körperlichen Reaktionen wahr.
- Übung 3mal wiederholen.

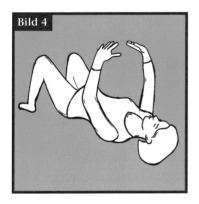

Übung 4   **Bild 5 – Integration aller drei Segmente**

Ausgangsposition: Rückenlage.
- Wir winkeln die Beine an, die Füße ruhen auf den Fersen. Die Arme liegen längs des Rumpfs.
- Jetzt schieben wir Arme, Oberkörper und Kopf in Richtung Knie. In dieser Stellung harren wir aus, wobei wir intensiv in den Bauch atmen.
- Wir lassen Arme, Oberkörper und Kopf zurückgleiten, entspannen, Atem kommen und gehen lassen. Den Körper passiv wahrnehmen.
- Übung 3mal wiederholen.

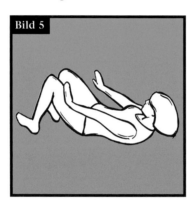
Bild 5

Übung 5   **Bild 6, 7 und 8 – Integration des mittleren und des oberen Segments**

Ausgangsposition: im Stand.
- Wir grätschen die Beine. Die Füße stehen fest auf dem Boden. Die Knie sind gebeugt.
- Wir lehnen zurück, dehnen die Arme, beugen die Hände rückwärts. Der Blick geht zur Decke, dabei atmen wir intensiv in den Bauch.
- Wir warten die Vibrationen ab, beugen uns dann vor, lassen Rücken, Arme und Kopf los. In dieser Stellung die Vibrationen in den Beinen abwarten und durchatmen.
- Übung 3mal wiederholen.

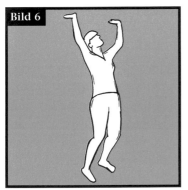

Bild 6

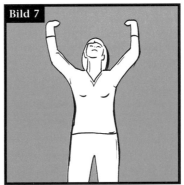

Bild 7

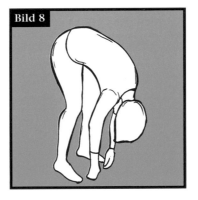

Bild 8

1. bis 4. Woche

- Übung 1 (mittleres Segment) machen, um den Energiefluß oben-unten zu verbessern. Mit dieser Übung löst man auch das Zwerchfell aus seiner Verkrampfung.
  Übungszeit: Während 4 Wochen, 3mal wöchentlich. Nach dem Üben mindestens 15 Minuten entspannen.

5. bis 8. Woche

- Übung 2 (unteres Segment) machen. In der Entspannungsphase ist auf die Entspannung des Beckenbodens und der Beine zu achten.
  Übungszeit: Während 4 Wochen, 3mal wöchentlich. Nach dem Üben mindestens 15 Minuten entspannen.

9. bis 12. Woche

- Übung 3 (Oberes Segment) machen. Man achte darauf, daß man die Arme in der Spannungsphase gut anspannt – wie wenn man einen Baum ausreißen will – und in der Entspannungsphase Brustkorb, Arme und vor allem den Hals gut entspannt.
  Übungszeit: Während 4 Wochen, 3mal wöchentlich. Nach dem Üben mindestens 15 Minuten entspannen.

Nach der 12. Woche

- Hat man die drei Segmente trainiert, kann man sich beliebig den Integrationsübungen (Übung 4 und 5) oder einem einzelnen Segment zuwenden.
  Übungszeit: Achten Sie unbedingt darauf, daß Sie 3mal wöchentlich üben, denn nur so wird die Fähigkeit der Wahrnehmung von Spannung-Entspannung konditioniert.

Summ-Meditation

Die Summ-Meditation ist in gewisser Weise eine Verfeinerung der Segmentalen Entspannungstechnik (SET). Wir können mit der Meditation bewußt bestimmte Körpersegmente erreichen. Sie entfaltet dann am meisten Wirkung, wenn die muskuläre Panzerung schon weitgehend reduziert werden konnte. Beste Voraussetzung zum Meditieren ist ein anhaltend gutes Körpergefühl – wir sollten uns in unserem Körper wohl fühlen. Auch sollten wir in der Lage sein, die Energie zu zentrieren und in die Peripherie fließen zu lassen. Vorausgesetzt wird zum Beispiel die Bereitschaft, die verbliebenen feinen, aber zähen Blockierungen in den drei Barrieren und in den Körpersegmenten mit Geduld und Sanftheit anzugehen.

Mit der Summ-Meditation können wir bestimmte Körpersegmente erreichen.

Ausgangsposition Bild 1 und 2

Übung

Ausgangsposition: Rückenlage. Die Beine sind angewinkelt, die Füße stehen gut auf dem Boden. Die Arme ruhen neben dem Körper. Später läßt sich auch in einer guten Sitzhaltung meditieren, auf dem Hocker oder im Meditationssitz (Lotus oder Halblotus).

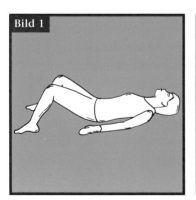
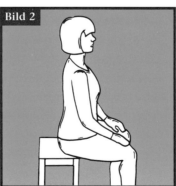

Bild 1

Bild 2

- Beim Summen lassen wir den Atem leicht ausströmen. Wir pressen den Ton nicht heraus und versuchen ihn auch nicht zu lange zu halten. Im Gegenteil: Wir summen nur etwa 2/3 der möglichen Ausatmungszeit und lassen die restliche Luft frei und entspannt ausströmen.
- Nun experimentieren wir mit den entstehenden Tönen, bis wir das Gefühl haben, am gewünschten Ort entstehe eine Schwingung. Allmählich werden wir Töne finden, die alle unsere körperlichen Räume zum Vibrieren und Schwingen bringen.
- Zu Beginn sollte man nicht länger als 5 bis 10 Minuten täglich üben. Aber wenn man das Bedürfnis hat, länger zu üben, darf man dies ohne weiteres tun.
- Ausführungsweg: Wir beginnen mit der Meditation auf der Höhe von JM 12 (Bild 3) und suchen einen Summton, welcher das Gebiet des Magens und des Plexus solaris in Vibration versetzt. Dann lassen wir das Summen in den Bereich unterhalb des Bauchnabels JM 6 (Bild 4) sinken und suchen wiederum einen Ton, welcher den Bauch, den Plexus epicastrus zum Vibrieren bringt. Dann versuchen wir einen Ton zu finden, der den ganzen Beckenboden und den Genitalbereich JM 1 (Bild 5) in Vibration versetzt. Wenn wir auch nur einen Hauch von Vibration in diesem Körperteil spüren, geben wir uns schon zufrieden. Jetzt gehen wir zu JM 17 (Bild 6) und versuchen, das Brustbein, die Brust, die darunterliegenden Organe wie Herz und Lungen zum Schwingen zu bringen. Zur Unterstützung können wir die gestreckten Arme zur Seite oder nach oben legen, so daß eine leichte Dehnung über dem Brustkorb spürbar wird. Am Schluß versuchen wir, einen subtilen Summton zu finden, der auch unseren Hals und den Nacken in Schwingung bringt.

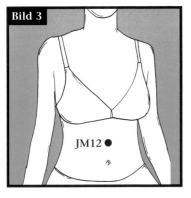

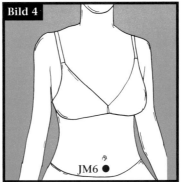

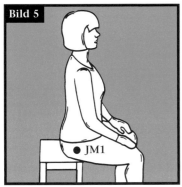

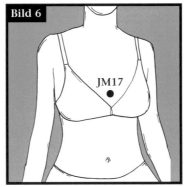

■ **Indikationsbereich**

- Die Summ-Meditation kann sehr alte energetische Blockierungen sanft lösen, ohne daß dramatische Folgen entstehen.
- Das Summen im oberen Teil des Körpers kühlt den Organismus bei Hitzezeichen.
- Die Summ-Meditation kann bei sehr vielen Krankheiten und bei längerem Leiden wesentliche Erleichterung bringen.
- Die Summ-Meditation kann einen chronischen zentralen Schmerz für eine gewisse Zeit verstummen lassen.
- Zusammen mit unwillkürlichen Bewegungen im Bereich der Halswirbelsäule mobilisiert und entspannt die Summ-Meditation den ganzen Hals.

Die Verbindung – der Innere Kanal

Mit der Übung «Die Verbindung der drei funktionalen Zonen» wird ein mächtiger psychophysischer Kanal erschlossen, der «Tschong-Mo» (oder Ch'ung-mai, das «Strategische Gefäß»), ein tiefliegender, von der Niere ausgehender Meridian, der die Energie aus Haupt- und Nebenmeridianen sammelt und drei Zonen umfaßt: Brustkorb, Bauchregion und Beine. Der Tschong-Mo verbindet die drei funktionalen Zonen (oben-Mitte-unten), also Erbenergie, Nährenergie und Abwehrenergie. Er ist der energetische «Fahrstuhl», der die Energie nach oben und nach außen fließen läßt. Damit reguliert er auch die Homöostase und versorgt das Gewebe mit Körpersäften.

Übungen   **Die Verbindung der drei funktionalen Zonen**

Voraussetzungen für ein wirkungsvolles Üben des Inneren Kanals sind die Beweglichkeit der Wirbelsäule (siehe 5 Übungen für die Wirbelsäule, Seite 35 ff) und der Energiefluß vom Zentrum in die Peripherie (siehe Segmentale Entspannungsübungen, Seite 76).

- Zur «Öffnung des Inneren Kanals» wird zunächst die Energie in der Mitte, im Unterleib (siehe Mitte ist im Bauch, Seite 38) zentriert. Wir lassen die Energie in der Vorstellung zum Beckenboden fließen, wo wir die Stelle zwischen Anus und Genitalien suchen, und ziehen sie nun die Wirbelsäule hoch. Dieses Hochziehen geschieht durch ein Hochatmen (Einatmen). Beim Hochatmen wird der Beckenboden leicht angespannt und die Spannung wird gehalten, bis die Energie im Kopf angekommen ist.
- Wenn die Energie oben angekommen ist, atmen wir langsam aus und lassen die Energie wieder nach unten fließen. Wir entspannen den Beckenboden während der ganzen Phase des Ausatmens beziehungsweise während die Energie hinunterfließt.

- Bei dieser Körperarbeit entsteht ein Gefühl, wie wenn ein Rohr in der Wirbelsäule wäre. Das Steuerinstrument sind die geschlossenen Augen; beim Hochatmen gehen sie nach oben und beim Ausatmen gehen sie nach unten.
- Im Anschluß zentrieren wir die Energie durch die Atmung und durch die Selbstmassage rund um den Nabel wieder im Bauch, in der Mitte.

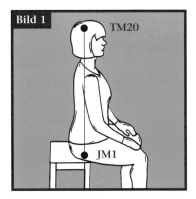

Übung «Die Perle» oder «Sonnen-Übung» im Inneren Kanal

Wenn wir die Grundübung «Die Verbindung der drei funktionalen Zonen» eine Zeitlang gemacht haben, können wir zur «Perle» oder «Sonnen-Übung» wechseln.

- Im Perineum (Weichteilbrücke zwischen After und äußeren Geschlechtsteilen = JM1) bilden wir in der Vorstellung eine weiße, kühle Perle. Beim Einatmen ziehen wir diese Perle den Rückenmarkkanal hoch bis unter die Fontanelle (TM 20, Scheitelpunkt).
- Beim Ausatmen lassen wir die Perle wieder in den Damm respektive das Perineum fallen.

Die «Perle» wird bei allen entzündlichen Prozessen, bei Hitze im oberen Teil des Körpers eingesetzt. Bei Erkältungskrankheiten, besonders bei Störungen im Zentralnervensystem, lassen wir statt einer kühlen Perle eine warme, kleine Sonne wandern, die den ganzen Kanal wärmt. Diese kleine Sonne wird von vielen meiner Patienten besonders geschätzt.

■ **Ausgangsstellung für alle 3 Übungen**

Für Anfänger ist die Rückenlage zu empfehlen, wobei die Beine angewinkelt sind: Füße und sämtliche Zehen müssen guten Kontakt mit der Unterlage haben. Gelingt dies schlecht, massieren wir die Füße und Zehen. Besser ist, wenn uns jemand die Füße massiert. Die Rückenlage ist zu Beginn deshalb vorzuziehen, weil dabei ein Hochziehen der Schultern nicht möglich ist.

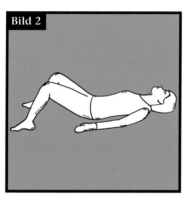
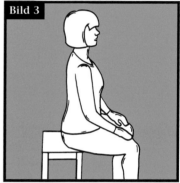

Fortgeschrittene machen die Übung im Sitz auf dem Hocker oder im Schneidersitz. Die Wirbelsäule sollte stets gerade sein, die Schultern dürfen nicht hochgezogen werden.

■ **Fragen zu den Übungen**

● Spüre ich, wie die Energie beim Einatmen steigt?

● Spüre ich, wie sich die Schultern ganz leicht anspannen?

● Spüre ich, wie die Energie beim Ausatmen sinkt?

● Spüre ich, wie sich Hals und Schultergürtel entspannen?

● Zudem achten wir darauf, ob wir die Energie in einer Bewegung hochziehen können, ob wir den Fluß verlieren, ob Blockierungen zu spüren sind. Störfaktoren können mit den fünf Übungen für die Wirbelsäule (Seite 35) beseitigt werden.

◾ Schwierigkeiten

Am Anfang besteht oft die Schwierigkeit, daß wir bei der Visualisierung auf dem Weg entlang der Wirbelsäule auf einer bestimmten Ebene stehenbleiben. Das ist immer ein Zeichen, daß entweder eine energetische Blockierung oder eine Blockierung des Gelenks eines Wirbels vorliegt. In diesem Fall geht man einfach nur bis zu der Stelle, wo die Energie auf Widerstand stößt. Es braucht Zeit und Geduld, bis der Weg frei wird und sich der innere Kanal öffnet. Bleibt die Blockierung bestehen, dann muß der Rücken fachgerecht massiert und die Wirbelsäule von Niveau zu Niveau mobilisiert werden.

◾ Indikationsbereiche

Zwei Indikationen wurden bereits genannt.

- Entzündungserscheinungen im Körper und struktive Prozesse, sogenannte Kältekrankheiten.

- Alle Wirbelsäulenerkrankungen, sowohl degenerative wie entzündliche Prozesse.

- Eine Reihe von äußerlichen Symptomen – rote, heiße Haut, Ekzeme, Heuschnupfen, Probleme mit den Schleimhäuten und Sinnesorganen, Hypersensibilität, Muskelkrämpfe, Haarausfall usw. -, die in der traditionellen chinesischen Medizin mit dem Ausdruck «Das Äußere ist beschleunigt» umschrieben und ebenfalls über das «strategische Gefäß», den Tschong-Mo, behandelt werden.

- Stärkung des Beckenbodens und Funktionserhaltung des urogenitalen Systems.

- Die wichtigste Indikation ist aber die Verbindung der drei Hauptenergien, der Erbenergie, der Nährenergie und der Abwehrenergie, zur Erhaltung von Gesundheit und Lebenskraft und zur Erweiterung des eigenen Lebensraumes und der Lebensfreude.

Hände helfen heilen

Das Ziel der Behandlungen ist, eine dynamische Energiebalance in allen drei Zonen zu erhalten. Ob Selbstbehandlung oder Partnerbehandlung, beide können eine wesentliche Unterstützung in der aktiven Integration von Fülle und Leere der Wandlungsphasen sein.

■ **Selbstbehandlung**
Ausgangsstellung: Bequeme Rückenlage, die Arme liegen bequem auf einem Kissen. Die Energiebalance kann auch in einem Meditationssitz ausgeführt werden. Um aber die Entspannung zu vertiefen, empfiehlt es sich, in Rückenlage die Selbstbehandlung durchzuführen.

● Mittelfinger der rechten Hand auf den Akupunkturpunkt «Hundert Vereinigungen» **(Tm 20, Bild 1 und 2)** legen. Dieser Punkt befindet sich auf dem Schnittpunkt der Meridianlinie des Kopfes mit der Verbindungslinie zwischen den höchstgelegenen Punkten der Ohrmuscheln.

● Mittelfinger der linken Hand auf den Akupunkturpunkt «Fundus ventriculi» **(JM 12, Bild 3 und 4)** legen. Die Lage dieses Punktes ist in der Mitte zwischen Nabel und Spitze des Proc. Xiphoideus. Er ist der Vereinigungspunkt von Yin und Yang. Er gleicht die beiden Kräfte, die aktiven und die passiven, aus und hält die «Organe» wie Magen, Milz, Leber, d.h. die «Organe der Mitte», in einem energetischen Gleichgewicht. Dieser Punkt entspannt das Zwerchfell, befreit die Atmung und ist der Zugangskanal zu den Emotionen wie versteckte Wut, chronischer Ärger oder dauernde Sorgen.

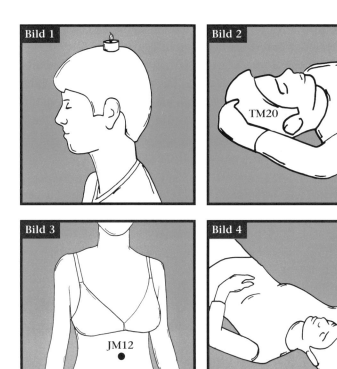

- Behandlung 1: Sie ist äußerst einfach. Man läßt die beiden Fingerspitzen (die nur leicht auf den Punkten liegen) so lange auf den beiden Punkten liegen, bis ein deutliches Pulsieren an beiden Stellen zu spüren ist. So kann dann die energetische Selbstbehandlung spielen, unabhängig von der Umgebung und der Qualität der eigenen Konzentration. Am Anfang ist das Pulsieren noch nicht so deutlich spürbar, später stellt es sich sofort ein. Während dieser Behandlung wird mit einer verbundenen Atmung zur Stelle des Mittelfingers der linken Hand geatmet. Die Atmung wird bewußt geführt und die Ein- und Ausatmung wird ohne Pause miteinander verbunden. Es ist aber in keinem Falle eine forcierte Atmung, sondern sie ist weich, sanft und verschmilzt mit dem Pulsieren.

- Behandlung 2: Ist der «Punkt der Mitte» (JM 12) ausgeglichen, wird der nächste tiefergelegene Punkt «Meer der Energie»

(JM 6, Bild 5 und 6) ausgeglichen. Er befindet sich zwei Fingerbreiten unterhalb des Nabels. Wieder den Mittelfinger der linken Hand (der Mittelfinger der rechten Hand bleibt auf dem Scheitel) auf den Punkt legen. Auf diesem Punkt werden die erschöpften Energien wieder aufgeladen, die Regeneration in den Zellen gefördert und die «eingefrorene» Emotion «Angst» erwärmt und aufgeweicht. Diesem Punkt wird auch eine beachtliche Wirkung bei depressiven Verstimmungen zugeschrieben, zudem werden das Verdauungs- und das urogenitale System harmonisiert.

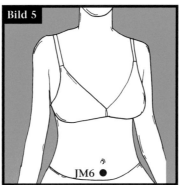
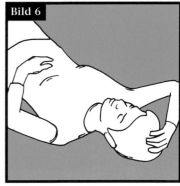

Bild 5

Bild 6

JM6 ●

● Behandlung 3: Ist der Punkt beziehungsweise die Zone des «Meer des Yin» geöffnet, d.h. die Energie fließt ungehindert, wenden wir uns dem Punkt der «Mitte der Brust» **(Bild 7 und 8)** zu. Er liegt auf dem Brustbein auf der Höhe der Brustwarzen. Nach der chinesischen Vorstellung ist dieser Ort der beherrschende Punkt der Energie. Er reguliert sowohl die Nährenergie wie auch die Abwehrenergie. Er harmonisiert und besänftigt emotionelle Unstabilitäten, Unruhe und Haßgefühle. Herzschmerzen, Rhythmusstörungen, Stiche im Herzen, Engegefühl, kurzer Atem usw. können sich wieder harmonisieren. Auch bei Kummer in Herzensangelegenheiten ist diese Behandlung zu empfehlen. Denken Sie aber daran, daß eine solche Behandlung in keiner Weise ärztliche Diagnose und Therapie ersetzt.

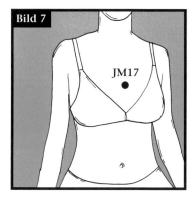

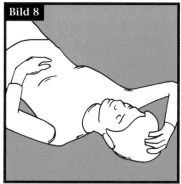

Wenn die drei Zonen **(Bild 9)** in dieser Reihenfolge behandelt werden, dann kommt es zu einer geheimnisvollen energetischen Verbindung von Bauch und Herz.

Die Übungen für die drei Zonen können auch im angekleideten Zustand gemacht werden. Die Punkte sollen so lange behandelt werden, bis man ein deutliches Pulsieren spürt. Dieses Pulsieren wird eine Zeitlang gehalten – mit der entsprechenden Atmung –, und dann wird noch eine längere Zeit entspannt und zugedeckt liegengeblieben. So kann sich der positive Effekt voll entfalten.

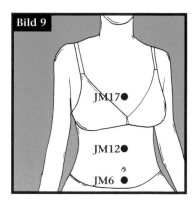

■ **Partnerbehandlung**

Die Partnerbehandlung geschieht grundsätzlich auf die gleiche
Weise wie die Selbstbehandlung. Nur wird die Behandlung
durch einen Partner ausgeführt. Der Partner sitzt auf der linken
Seite des zu Behandelnden **(Bild 11, 12 und 13)**. Seine rechte
Hand ist auf dem Scheitel, seine linke Hand auf der mittleren,
unteren oder oberen Zone. Auch hier wird ruhig abgewartet, bis
ein leichtes Pulsieren spürbar ist, bevor man mit der linken
Hand die entsprechenden Punkte sanft massiert. Will man den
Zonen mehr Energie zuführen, wird in Uhrzeigerrichtung sanft
massiert. Will man entspannen und beruhigen, wird im Gegen-
uhrzeiger massiert.

Sind Behandelter und Behandelnder in einen entspannten
Zustand eingetreten und wenn keine Absicht zu helfen, zu
heilen und auszugleichen besteht, so kann bei beiden eine tiefe
Wirkung eintreten. Geben und nehmen werden dann aufgehoben.

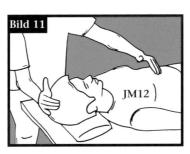

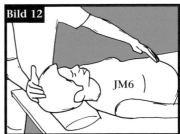

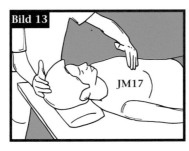

Die fünf Übungen der Jahreszeiten

In jeder Jahreszeit ist eine ganz bestimmte Energie wirksam, die direkten Einfluß auf den menschlichen Organismus nimmt. Diese Erkenntnis hat die traditionelle chinesische Medizin (TCM) veranlaßt, eine eigentliche Typologie der Jahreszeiten zu entwickeln.

Entscheidend ist, daß diese Begriffsfelder, diese mikrokosmischen und makrokosmischen Analogieketten im chinesischen Denken wiederum verkettet sind, d.h. in einem Zyklus (wu) miteinander verbunden sind. Am Lauf der Jahreszeiten und am schematisch gezeichneten Zyklus eines Pflanzenlebens, dessen Etappen dem Gang der Saison folgen, läßt sich die übergeordnete Verkettung der Phasen am einfachsten zeigen.

In jeder Jahreszeit ist eine ganz bestimmte Energie wirksam.

Winter: Im Boden ist ein Samen, also eine Pflanze in kleinster, konzentriertester Form, in Ruhephase oder genauer gesagt vor den ersten Regungen neuer Aktivität.

Frühjahr: Der Samen keimt. Er wird ein Sprößling, der die Erde durchbricht, gegen das Licht strebt, der Luft und der Wärme entgegen. Die Pflanze befindet sich in der Phase des **Wachstums** zur Reife hin.

Sommer oder Reife: Die Pflanze erreicht ihr höchstes Stadium, die Blüte steckt voller heranreifender Samen.

Die fünf Jahreszeiten

Spätsommer: Die **Abnahme** oder der **Rückgang** von Leben setzt ein, wenn die Saat reif ist oder zu Boden fällt.

Herbst: Zeit der Ernte, der Bewegung oder des Eingrabens der Saat, Stadium des **Ausgleichs.**

Winter: Wie zu Beginn des Zyklus ist der Winter die Zeit des Minimums. Damit schließt sich der Zyklus. Der Samen ruht in der Erde und ist bereit für das kommende Frühjahr, wenn der Zyklus wieder neu beginnt. Dieses Stadium illustriert das Wort von der «Kraft der Leere».

Wandlung

Die alten Chinesen haben die Jahreszeiten und deren Wechsel als Wandlungsphase bezeichnet. Aber was verstehen wir überhaupt unter Wandlung? Versuchen wir, den Begriff der «Wandlung» am Beispiel einer Alltagssituation zu erklären. Morgens mache ich mich auf zum Zeitungsstand, meine Glieder sind noch steif, ich bin in Gedanken versunken und traumschwer. Dies ist ein mögliches Ritual, wie ich den Tag beginne. Die Zeitungsverkäuferin lächelt mir zu, wünscht mir einen guten Tag. Und gleich fühle ich mich etwas frischer und wacher. Dies ist noch keine «Wandlung», obwohl es dafür Ansätze gibt. Es hat bloß ein Wechsel der eigenen Laune, der eigenen Stimmung stattgefunden, wie wir ihn alle kennen. Diese Stimmung kann schnell auf die eine oder andere Seite kippen. Sie ist ja keine Konstante, sondern befindet sich stets im Fluß.

Die Chinesen bezeichnen den Wechsel der Jahreszeiten als Wandlungsphase.

Am anderen Ende der Skala steht jene Art von abrupten Veränderungen, wie sie durch Krankheit oder nach einem Unfall auftreten können. Die **ganze** mentale oder psychische Struktur eines Menschen wird plötzlich erschüttert, es kommt zu einem schlagartigen Sinneswandel oder zu massiven Veränderungen etwa im Verhalten. Raucher, die von ihrer Arterienverengung oder ihrem Lungenkarzinom erfahren, lassen schlagartig das Rauchen sein. Raser, die in einen schweren Unfall verwickelt waren, steigen nie mehr in ein Auto. Auch solch abrupte Verhaltensänderungen sind nicht als «Wandlungen» zu bezeichnen, wie ich sie verstehe. Allerdings sind bei Menschen mit solchen oder ähnlichen Erlebnissen die Voraussetzungen günstig, um in der Therapie eine Wandlung in meinem Sinne zu erreichen. Wandlung, die ich meine, ist etwas Umfassendes und Tiefes, zugleich aber auch etwas Allmähliches, Gemächliches.

Eine Wandlung ist nie abrupt, sondern immer fließend, allmählich, gemächlich.

Ein Patient hat eine steife, unbewegliche Schulter. Durch den therapeutischen Prozeß wird aus Unbeweglichem wieder Bewegliches. Das ist gleichsam **mein** Ur-Bild von Wandlung.

«Die Kraft für die therapeutischen Veränderungen entstammt nicht den therapeutischen Interventionen, sondern dem System, dem Patienten, seiner Schemastruktur selbst», schreibt K. Grawe. «Die therapeutische Intervention kann nicht Unbewegliches «schieben», sie kann nur etwas, das in Bewegung ist oder das durch seine Stellung in der Schemastruktur gewissermaßen eine latente Bewegungsenergie hat, in eine neue Bahn lenken, indem sie immer wieder Anstöße in eine bestimmte Richtung gibt.» Ich baue auf die im Körper des Patienten vorhandenen Selbstheilungstendenzen, welche ich als Therapeut unterstützen kann. Wenn die Voraussetzungen stimmen und ein Patient korrekt angewiesen wird – zum Beispiel die richtigen Übungen auch ausführt – dann wird sich eine steife Schulter meist wieder bewegen, ein starrer Nacken sich wieder drehen lassen.

Eine Therapie kann nur Bewegliches in eine andere Bahn lenken.

Es gibt allerdings auch hartnäckige Fälle, wo das Leiden chronisch zu werden droht. In solchen Fällen wird Wandlung vielleicht eine andere Form annehmen. Auch hier können und müssen Heiler und Patient bestimmte Handlungen ausführen. Der therapeutische Prozeß wird sich aber darauf konzentrieren, den Sinn der Krankheit zu erfassen, ja, **der Krankheit Sinn zu geben**. Jede Krankheit hat **Sinn**, nicht in der Bedeutung von Schuld und Sühne, von Bestrafung – nicht so, daß der Mensch zu der oder jener Krankheit verurteilt wäre. Ich fasse chronische Krankheit zum Beispiel als Herausforderung auf, als eine Art Trainingshilfe: Der Chronischkranke muß mit der Krankheit leben lernen, er muß seinen Lebensinhalt neu definieren. Damit er dies kann, muß er sich mit seinem Leiden **versöhnen**. Solche «Versöhnung» ist nur möglich, wenn ich zu meinem Befinden, auch zum Phänomen der Krankheit, eine gewisse Distanz schaffe, wenn ich mich nicht mehr so sehr mit meinem Körper identifiziere. Dazu braucht es die gesammelte Kraft der Energie, die Ruhe in mir

In der Distanz zur Krankheit liegt die Versöhnung.

selbst, symbolisch und zugleich real und körperlich spürbar. Erst auf dieser Grundlage kann irgendwann eine Wandlung stattfinden – die Versöhnung mit dem Leiden oder auch eine Heilung.

Mein «Weg zur Mitte» ist mit Blick auf die Wandlung eine Methode, die stützt, strukturiert, die Energie zentriert, ihre Bahnen öffnet und ihr eine bestimmte Richtung gibt. Aus diesem Prozeß heraus ergibt sich schließlich eine höhere Sinn-Ebene, eine Wandlung, eine Perspektive.

Wandlung ist nur möglich, wenn ich mich mit meinem Leib, meinen Körpergefühlen auseinandersetze.

Wandlung wird erst möglich, wenn ich mich mit mir, meinem Leib, meinen Körpergefühlen auseinandersetze. Ich muß wahrnehmen, was im Körper abläuft, ob ich darin einen Sinn erkennen kann, ob mir alles diffus erscheint, ob ich ihm ratlos oder resigniert begegne. Ich setze mich auch mit dem Sinn des Wahrgenommenen auseinander. Der Sinn-Gehalt selbst kann sich dabei wandeln, es kann während des Prozesses zu neuer Symbolik kommen, im Laufe der Auseinandersetzung kann ein neuer Sinn entstehen. In dieser Auseinandersetzung bin ich nie allein, ich habe Helfer, meine Energien.

Und diese Energien wiederum sind verbunden mit der «Natur», den natürlichen Zyklen, von denen ich zuvor getrennt war. Die «Natur» gibt mir ihrerseits Informationen, die meinen «Sinn» anreichern und mit ihm rückgekoppelt sind. So schließt sich der Kreis. Wenn ich in die Natur eintrete, darf ich ihre Wandlungen «natürlicher», deutlicher, vielleicht auch bewußter erleben, den Wechsel von Tag und Nacht, der Jahreszeiten, des Wetters. Diese Phänomene bekommen dann in meinem Leben einen Sinn, denn ich bin Teil von ihnen. So nehme ich schließlich wahr, daß ich dauernd in Wandlung begriffen bin, wie sie mir die «Natur» vorlebt, konkret oder symbolisch. «Natur» ist dann meine Meisterin, wenn ich fähig bin, mich in die Prozesse der Wandlung hineinzubegeben, mich ihnen zu überlassen. Wir sind stets versucht – dies gilt etwa auch für Beziehungen –, gewisse Positionen einzunehmen und um unseren Standort zu kämpfen. Wir

So wie die Natur sind wir dauernd in Wandlung begriffen.

haben Mühe, uns der Wandlung zu überlassen (oder einer Beziehung, in der unsere fixen Ideen in Frage gestellt werden). Das Bedürfnis nach einem «Standpunkt», der Starre, unsere mentalen und emotionalen Fixierungen neigende Struktur ist nicht allein von der Erziehung geformt und geprägt, sie ist schlicht natürlich: Es ist ja schwer auszuhalten, ständig im Fluß der Energien zu treiben. Daß wir Gewohnheiten oder Laster nur schwer «aufgeben» können, hat auch etwas mit Angst zu tun. Was bleibt uns, wenn wir die Fixpunkte fahren lassen? Ähnliches gilt für Krankheiten. Auch sie geben uns unter Umständen festen Halt: eine starre Schulter zum Beispiel. Zur Wandlung gehört deshalb – condito sine qua non – die Wahrnehmung solcher rigider Strukturen, nicht im moralisierenden Sinne – «Fixierungen sind schlecht» – sondern gleichsam aus Neugier. Wir dürfen gespannt sein, ob eine Änderung eintritt, wir gestatten uns die Faszination, die das mögliche Neue, die Wandlung auf uns ausüben kann. Da liegt auch der Punkt, wo «Heilung» möglich ist.

Im Fluß der Energien zu treiben macht vielen Menschen Angst.

Übergang

Der wesentliche Teil einer Wandlung ist der Übergang; er macht die Wandlung erst zur Wandlung. Nur wenn er bewußt wahrgenommen wird, kann Wandlung wirklich vollzogen werden; in der Wahrnehmung und der dadurch entstehenden Bewußtheit besteht Wandlung eigentlich schon. Wenn am Morgen eine nette Zeitungsverkäuferin meine Stimmung verändert, muß ich dies noch registrieren und annehmen – dann erst ist die Veränderung der Stimmungslage realisiert.

In der Wahrnehmung liegt die Veränderung, der Wandel...

Mit meinen Patienten trainiere ich von Anfang an stets zwei Formen, um den Übergang bewußt zu vollziehen: In der Muskulatur übe ich den Übergang von Spannung zu Entspannung, bei der Atmung jenen vom Einatmen zum Ausatmen – oder umgekehrt. Der Übergang von Spannung zu Entspannung entspricht dem folgenden Wechsel: Ich lebe, ich bin da und spüre mich; dann lasse ich los und verschwinde. Zwischen Leben und Tod gibt es einen Übergang, der Mitte ist, einen Zustand, der sich noch in der Schwebe befindet, noch unentschieden ist. Es ist ein Zustand der Ruhe, in dem jedoch die potentielle Energie am größten ist, es ist auch ein Zustand der Aufmerksamkeit. Im Jahreszeitenzyklus entspricht ihm der Winter, wenn das Samenkorn noch im Boden ruht, bereit, um im Frühjahr zu keimen. Die Energie schlummert, sie **wirkt** noch nicht.

Die Beobachtung des Übergangs setzt ein sehr feines Wahrnehmungsvermögen voraus. Besonders geeignet ist als Einstieg die Schulung von Muskel-Spannung und Muskel-Entspannung, die vergleichsweise leicht wahrgenommen werden kann. Aufgabe des Therapeuten ist zu Beginn, den Patienten auf den Übergang **aufmerksam** zu machen. Spürt er die Spannung? Spürt er den Wechsel in die Entspannung? Später gilt es, auch andere Übergänge wahrzunehmen, etwa in bezug auf den Schmerz: Wie ist der Schmerz jetzt? Wie war er in der Nacht? Was geschieht, wenn man mit Übungen an den Schmerz herangeht, wenn man versucht, den Schmerz zu «zerstreuen»? Trainiert wird auch die Wahrnehmung von Übergängen bei der Bewegung: Wie fühlt sich die Bewegung an? Ist sie freier, blockierter? Hat man im Laufe der Bewegung eine Veränderung gespürt? All dies sind Momente, in denen wir die Energieänderungen wahrnehmen können.

Die Wahrnehmung kann mit Körperarbeit trainiert werden.

■ Wandlungsphasen

Die Energetische Therapie hat die Jahreszeiten und die Wandlungen, die darin ablaufen, in den Mittelpunkt des präventiven und therapeutischen Geschehens gestellt. Sie meint

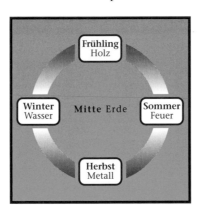

nicht, daß diejenigen Menschen – aus welchem Grund auch immer –, die nicht in der Lage sind, solche zyklischen Wandlungen mitzumachen, später einmal gesundheitlich gefährdet sind. Anderseits ist es offensichtlich, daß wir alle zu einer Jahreszeit ein besseres oder schlechteres Verhältnis haben. Das allein ist noch nicht bedrohend. Wenn wir aber in einem Verhalten, das einer Jahreszeit zugeordnet ist, extrem lang verharren, dann sprechen wir in der Energetischen Therapie von einer blockierten Wandlungsphase. Diese Blockierung kann entweder zu viel Energie haben, dann sprechen wir von einer Fülle, sie kann aber auch zu wenig Energie haben, dann sprechen wir von einer Leere.

Fragen zu der am meisten bevorzugten oder gefürchteten Jahreszeit gestatten uns auch eine erste Annäherung an die Stellung des Patienten im Zyklus der Wandlungsphasen. Wir fragen zum Beispiel:

- In welcher Jahreszeit ist Ihnen wohl, welche Jahreszeit mögen Sie besonders gern?

- In welcher Jahreszeit haben Sie Mühe, ist Ihnen nicht wohl?

Zur Interpretation der Antworten bedienen wir uns der folgenden Übersicht. Die genauen Beschreibungen der einzelnen Wandlungsphasen im Zustand der Fülle oder Leere finden Sie unter den einzelnen Übungen.

Wandlungsphase «Wasser» = Winter
- Ich liebe den Winter/Unwohlsein im Spätsommer (5. Saison oder Altweiber-Sommer) = Leere der WP Wasser
- Ich mag den Winter nicht = Fülle der WP Wasser

Wandlungsphase «Holz» = Frühling
- Frühling ist meine Jahreszeit, nicht aber der Herbst = Leere der WP Holz
- Ich fürchte den Frühling mit seinen Winden = Fülle der WP Holz

■ **Wandlungsphase «Feuer» = Sommer**
- Mein Zustand verbessert sich im Sommer, wird schlimmer im Winter, ich suche die Sonne = Leere der WP Feuer
- Ich habe Probleme mit dem Sommer = Fülle der WP Feuer

■ **Wandlungsphase «Erde» = Spätsommer**
- Ich fühle mich wohl im Spätsommer (5. Saison). Mein Zustand verschlimmert sich im Frühling = Leere der WP Erde
- Ich fühle mich schlecht im Spätsommer = Fülle der WP Erde

■ **Wandlungsphase «Metall» = Herbst**
- Im Herbst fühle ich mich wohl, im Sommer habe ich Mühe zu schlafen = Leere der WP Metall
- Mein Gesundheitszustand verschlimmert sich im Herbst = Fülle der WP Metall

N.B.: Mit der Jahreszeit hängt auch das Klima zusammen, es gibt Menschen, die ein Klima besonders schätzen oder hassen.

■ **Die aktive Integration der Gegensätze**

Es liegt mir sehr daran, daß der Begriff der aktiven Integration in der Energetischen Therapie in seiner **Bedeutung richtig erkannt** wird. Halten wir vorerst fest: Eine aktive Integration wird dann wichtig, wenn die Gegensätze in einer Wandlungsphase zu stark auseinanderdriften und sie damit blockiert wird.

Bevor ich den Begriff erläutere, möchte ich noch etwas zu den **Wandlungsphasen** sagen. Sie bilden das **Leitsystem**, wo aktive Integration tätig und wirksam werden kann. Wir haben schon einige Wandlungsphasen aus der Natur kennengelernt, zum Beispiel den Übergang vom Winter in den Frühling oder den Übergang von der Nacht in den Tag. Diese Übergänge können klar als Wandlung erkannt werden. Weniger gut ersichtlich ist jedoch, daß auch die Winterphase durch das tägliche Dünkler- und Wieder-heller-Werden einem permanenten Wandel unterworfen ist. Das gleiche gilt eigentlich für alle lebenden Systeme.

Ich möchte hier nicht nur im taoistischen Sinn argumentieren, sondern ein noch viel einfacheres Beispiel geben: Je mehr die Aktienkurse an der Börse steigen, um so größer ist die Wahrscheinlichkeit, daß sie wieder fallen werden. Im Steigen der Aktienkurse ist das Fallen schon enthalten. Das gleiche gilt natürlich im umgekehrten Sinn. Fallen oder steigen, die Gegensätze sind immer miteinander verbunden, obwohl im Moment nur ein Teil sichtbar ist. Hat man aber Aktien einer bankrotten Firma gekauft, dann ist das Spiel von Steigen und Fallen, von Fülle und Leere mangels Aktiven zu Ende, es besteht keine Verbindung mehr zwischen den Gegensätzen, der Tod tritt ein. Der logische Schluß: Solange Gegensätze bestehen und sie miteinander in Verbindung sind, ist Aktivität, ist Leben vorhanden. Aus dieser Sicht heraus habe ich die aktive Integration der Gegensätze entwickelt. Gilt es doch, Verbindung und Kontakt mit den eigenen Gegensätzen aufzunehmen, sie zu halten und zu integrieren, statt daß sie unter den Teppich gewischt werden.

Solange Gegensätze bestehen, ist Aktivität (Leben) vorhanden.

▪ Arbeit mit den fünf Wandlungsphasen

Es ist richtig, daß wir in der Energetischen Therapie zunächst mit einer bestimmten, der blockierten Wandlungsphase arbeiten, jener Phase, die sich bei der Befundaufnahme deutlich in den Vordergrund drängt. Dennoch kristallisiert sich allmählich auch etwas wie ein Pfad durch alle fünf Phasen heraus, ein «Weg zur Mitte». Von diesem Weg und seinen Stationen soll hier die Rede sein.

Die Übungen sind nicht nur ein aktiver Zugang zum «Öffnen» einer blockierten Phase, sie sind stets auch eine symbolische Handlung. Wir behandeln ein Thema immer nur eine gewisse Zeitlang, bis wir das Gefühl bekommen, es schiebe sich ein anderes Thema nach vorn. Deshalb führen wir an einem Tag nur eine Übung (2mal) aus. Wenn die Zeit oder die Möglichkeit zum Üben fehlt, so machen wir sie in Gedanken. Beim mechanischen Üben andererseits sollten wir nie den Kontakt zum geistigen Inhalt der Übung verlieren.

■ Übungen zu den fünf Wandlungsphasen

- Gestartet wird grundsätzlich im Zentrum, in der Wandlungsphase **Erde**. Archimedes, der griechische Mathematiker und Philosoph, soll gesagt haben: «Gib mir einen Platz zum Stehen, und ich werde die Welt bewegen.» Ziel ist die «Erdung», Ziel ist es, sich einen festen Stand zu verschaffen, das ist die Basis für alles weitere.

- Vom Zentrum geht der Weg im Laufe des normalen Zyklus nach Norden, in den **Winter**, in die **WP «Wasser»**. In dieser dunklen Zeit ist man mit den eigenen Ängsten konfrontiert, mit dem Schatten. Ziel ist es, die Unterwelt in sich selbst kennenzulernen.

- Dann geht es hinauf zum Morgen, zum Licht, zum **Frühling**, zu den neuen Kräften und Trieben, in die **WP «Holz»**. Da heißt nun das Ziel, die chaotischen Kräfte des eigenen Triebs zuzulassen.

- Weiter geht es zum **Sommer**, in den Süden, zur Freude, zur Ekstase, in die **WP «Feuer»**. Wir genießen die Fülle des Lebens, werden eins mit dem eigenen Körper und dem ganzen Kosmos. Ziel ist es, Freude zuzulassen, sich im Feuer schmelzen zu lassen.

- Etwas trauernd verlassen wir diesen Zustand und tauchen ab in den **Herbst**, in die **WP Metall**, in der nach chinesischer Auffassung die Wesen vollendet werden. Der Herbst ist die Zeit der Ernte, auch der Lebensernte – wir erkennen: selbst das Ausatmen, das Loslassen gehört zum Atemprozeß. Ziel ist nun, noch besser loslassen zu lernen.

- Schließlich begeben wir uns nochmals in den Strudel der Ängste, in den **Winter**, in die **WP «Wasser»**, wir erkennen die Todesangst, die Lustangst, welche die Ekstase hemmt und blockiert, beides ist schmerzhafteste Selbstaufgabe. Hin und wieder wird man ein wenig zum Zentrum, zu Stille, Ganzheit und hellem Licht zurückgelangen. Ziel ist: ein neuer Start beim Anfang.

In der Praxis wird ausgehend von der **WP Erde** bei jener Wandlungsphase angeknüpft, die sich im Laufe einer Behandlung als problematisch herauskristallisiert hat. Von dort schreiten wir weiter im natürlichen Zyklus der Phasen.

■ **Wandlungsphase «Erde» = «Mitte»-Übung (Bild 1, Seite 107)**

ENTSPRECHUNGEN	
Organpaar	Milz/Pankreas und Magen
Jahreszeit	Fünfte Saison (Spätsommer)

Ausgangsstellung: Wir stehen aufrecht mit hängenden Armen und spannen gleichzeitig leicht die beiden Delta-Muskeln (äußere Oberarmmuskeln). Die Fersen berühren sich seitlich (hinten geschlossen), die Knie sind leicht gebeugt, damit die Energie besser fließen kann.

● Die Hand des rechten hängenden Arms soll eine möglichst rechtwinklige Stellung haben.
● Nun führen wir den linken gestreckten Arm nach oben. Die leicht gewinkelte Hand bildet ein Dach über dem Scheitel. Nun wird – ohne Unterbrechung der Bewegung – die Hand locker so gedreht, daß bei gleichzeitigem Strecken des Arms die Handinnenfläche (siehe Zeichnung) nach oben zum Himmel zeigt. Wir können uns dabei vorstellen, daß wir mit dem Handballen der linken Hand den Himmel nach oben drücken und gleichzeitig mit der rechten Handfläche die Erde nach unten drücken.
● Im fließenden Übergang wird nun der linke Arm entspannt und im halben Bogen wieder in Ausgangsstellung gebracht.
● Gleiche Übung machen, aber Seite wechseln.
● Übung 2mal wiederholen.

Erläuterung: In der Wandlungsphase «Erde» ist das Thema das Dasein in der Welt, das Auf-der-Erde-verkörpert-sein. Wir dürfen uns erlauben, den Platz einzunehmen, den wir brauchen. Erst wenn sich das Gefühl «in der Welt sein» einstellt, ist man für Veränderungen und Wandlungen offen.

Arbeit an der aktiven Integration

- Leere der WP «Erde» = Ich selbst bin das Zentrum. Es ist aber nicht ein Gefühl des Daseins, des Genügens, nein, ich muß mich an mir festhalten, ich brauche auch mehr Platz, mehr Aufmerksamkeit, ich muß mehr wissen, mehr können usw. Es braucht so viel Energie – und doch reicht sie nie.
- Fülle der WP «Erde» = Die andern sind das Zentrum. Ich werde durch die andern manipuliert, ausgenützt. Ich muß immer für die andern sorgen und arbeiten. Die andern (der Sohn, die Tochter, der Ehemann usw.) bedeuten mir viel, ja alles. Ich mache alles für sie, aber sie sind nie ganz zufrieden mit mir, ich ja auch nicht. Ich muß und werde mir noch mehr Mühe geben.

- Aktivieren des Gefühls «Ich stehe mit den Füßen fest auf der Erde» und «Ich bin die sorgende Mutter für mich selbst». Dadurch entsteht die Möglichkeit, zunächst Kontakt mit mir selbst aufzunehmen, als Grundlage für den Kontakt mit andern.
- Unterstützender Punkt der mittleren funktionalen Zone: **JM 12** (siehe Hände helfen heilen, Seite 91).

WEITERE ENTSPRECHUNGEN VON «ERDE»	
Emotionen	Die dauernde Sorge um etwas und der Zweifel sollen aktiv integriert werden.
Körpergewebe	Bindegewebe
Sinnesfunktion	«Öffner»: Lippen im Sinne von begreifen und verschmelzen.

■ Wandlungsphase «Wasser» = «Winter»-Übung (Bild 2)

ENTSPRECHUNGEN	
Organpaar	Niere und Blase
Jahreszeit	Winter

Ausgangsstellung: Wir knien auf dem Boden, Kopf und Ellbogen ruhen auf dem Boden.

● In dieser Stellung wiegen wir Kopf und Oberkörper vorwärts und rückwärts, wobei wir beim Ausatmen leicht stöhnen. Es geht darum, den eigenen Rhythmus zu finden, der mühelos während längerer Zeit beibehalten werden kann: «Ich bewege mich nicht, ich werde bewegt.»

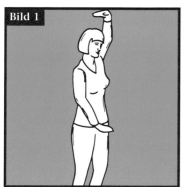
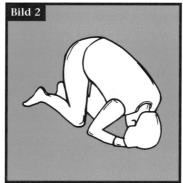

Erläuterung: Die Aufgabe ist, Kontakt mit der eigenen existentiellen Angst aufzunehmen, hinabzutauchen, immer wieder. Wenn die Angst auftaucht, ist sie so schmerzhaft, so grauenhaft, daß man sich raschmöglichst aus ihren Fesseln lösen will. Erst mit der Zeit kann man mit ihr für Momente leben. Ein eigenartiges, befreiendes Gefühl kommt auf, wie wenn man den eigenen Tod annehmen könnte. «Wie wäre das Leben schön ohne Angst.» In diesem Augenblick strömt die Quelle der eigenen Kraft.

Arbeit an der aktiven Integration

- WP «Wasser» in Leere = Dieser Typus kann vor Angst gelähmt sein, er verliert die Möglichkeit zu reagieren und die Bewegungsfähigkeit (Totstellreflex).
- WP «Wasser» in Fülle = Es besteht eine Spannung aus Angst. Diese Angst macht aber nicht blind, sondern wachsam und mißtrauisch. Man plant immer mehr, als man zu leisten vermag. Man versucht, die Spannung der Angst in Aktion (Angriff/Flucht) und Bewegung aufzulösen.

- Die Qualitäten des Aushaltens, der Unerschrockenheit sollen aktiviert werden.
- Unterstützende Punkte der unteren funktionalen Zone: **JM 6** (siehe Hände helfen heilen, Seite 90).

WEITERE ENTSPRECHUNGEN VON «WASSER»	
Emotionen	Die existentielle Angst soll aktiv integriert werden.
Knochen	«Die Angst ist mir in die Knochen gefahren».
Sinnesfunktion	Ohr, im Sinne von horchen: «Hat man etwas über mich gesagt?»

■ **Wandlungspase «Holz» = «Frühlings»-Übung (Bild 3 und 4)**

ENTSPRECHUNGEN	
Organpaar	Leber und Gallenblase
Jahreszeit	Frühling

Ausgangsstellung: Kobrastellung, d.h. Bauchlage, Arme auf den Ellbogen gestützt. Die Füße sind aufgestellt (auf den Fußspitzen).

● Wir drehen den Kopf langsam nach links und atmen gleichzeitig ein. Wichtig ist, daß die Augen die Kopfbewegung führen, als würden wir dem Horizont folgen.
● Wir drehen den Kopf wieder langsam und atmen gleichzeitig aus. Wichtig ist, daß die Augen die Kopfbewegung führen.
● Gleiche Übung machen, aber Seite wechseln.

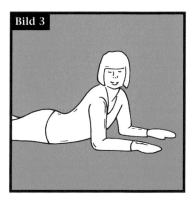 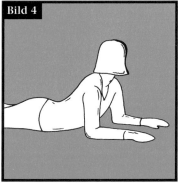

Erläuterung: Es geht darum, für sich und auch für andere ein Ziel entschlossen zu verfolgen. Es wächst die Energie der eigenen Handlungsfähigkeit, Entfaltung und Kreativität des Lebens.

Arbeit an der aktiven Integration

- «Holz» in Leere = Leicht depressive Grundstimmung. Die Gefühlshaltung der «Holz»-Leere ist sehr häufig. Man ärgert sich beim kleinsten Anlaß. Viele können diesen Ärger nicht ausdrücken; es entsteht eine «lächelnde Depression», welche die Lebensenergie schädigt.
- Fülle der WP «Holz» = Das psychische Leitsymptom ist die Neigung zu Wutausbrüchen, ein unausgeglichenes Temperament, Ungeduld und fehlende Ausdauer.

- Die eigene Kraft soll aktiviert, die Planungs- und Entschlußkraft verbessert und schließlich eine sanfte, ruhige Ausdauer erworben werden. Die Übung verbessert auch die Sehkraft und reguliert den Muskeltonus.
- Unterstützender Punkt der mittleren funktionalen Zone: **JM12** (siehe Hände helfen heilen, Seite 91).

WEITERE ENTSPRECHUNGEN VON «HOLZ»	
Emotionen	Gesunde Aggression bis hin zu Wut oder Dauerärger soll aktiv integriert werden.
Sinnesfunktion	Auge: Am Tag ist die Unterscheidungskraft im Auge, nachts ist sie «in der Leber», wo nach chinesischer Auffassung die Träume ihren Ort haben.

▪ Wandlungspase «Feuer» = «Sommer»-Übung (Bild 5 und 6)

ENTSPRECHUNGEN	
Organpaare	Herz und Dünndarm, Dreifach-Erwärmer und Perikard
Jahreszeit	Sommer

Ausgangsstellung: Wir sitzen im Schneidersitz auf dem Boden (Bild 5) oder auf einem Hocker (Bild 6), die Arme halten wir seitlich gestreckt, die Handinnenflächen zeigen nach vorn.

- Nun führen wir die Arme langsam nach hinten und atmen gleichzeitig ein.
- In der gleichen Stellung atmen wir aus (die Arme bleiben hinten) und richten unsere Aufmerksamkeit auf den Punkt JM 17, auf die Dehnung der Brustmuskulatur. Zwischen den Armen und dem Brustbein entsteht ein Spannungsfeld, besonders dann, wenn nach dem Einatmen der Übergang zum Ausatmen etwas verzögert wird. Dieses Spannungsfeld, dieser Raum wird erspürt. Es wird ganz sanft versucht, ihn auszudehnen. Es ist der Raum der Kommunikation, wo Verbindungen entstehen mit anderen Menschen, mit der Natur. Es ist der Raum, wo man seine «eigene Botschaft», seine Herzensangelegenheit, das, was man der Welt geben möchte, hineinfließen lassen kann.
- Übung 4mal wiederholen.
- Nun legen wir die Hände mit den Handinnenflächen nach unten auf die Oberschenkel und überlassen uns der Kreativität der eigenen Energie.

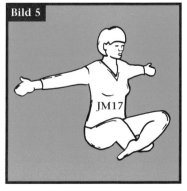

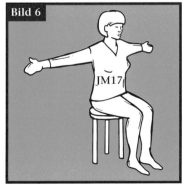

Erläuterung: Ling Ting schrieb um das Jahr 1600 zum «Herzen»: «Es gibt das Herz aus Blut und Fleisch, und es gibt das Herz der Geistesklarheit; der Geist ist der Grund, wodurch Lebensodem und Blut gewandelt werden, er waltet über allen Angelegenheiten und allen Dingen und er ist die leere Vitalität, die niemals dumpf ist. Gestalt und Geist sind unzertrennlich. Jede Krankheit hat ihren Ursprung in Trauer und Trachten.» Und ein Zitat des katholischen Kosmologen und Theologen Teilhard de Chardin: «Freude ist das untrügliche Zeichen der Nähe Gottes.»

Arbeit an der aktiven Integration

- Leere der WP «Feuer» = Diese Konstitutionsform äußert sich in Hemmungen, Ängstlichkeit und geringem Selbstvertrauen.
- WP «Feuer» in Fülle = Dieser Typus ist ein ungeduldiger Intellektueller, der seine Überlegungen mit Logik, meistens mit rhetorischer Brillanz und mit System anbringt. Seine Ausführungen lassen keinen Zweifel offen und sind getragen von großem Optimismus und Überzeugung. Bei genauerem Hinhören spürt man, daß seine «Herzensangelegenheiten» durch Logik und Systemgebundenheit etwas Starres, Unbewegliches bekommen. Die Chinesen meinen, daß starre Bäume im Wind eher brechen.
- Die Übung aktiviert die Geistesklarheit, das Gefühl von Einheit und Verbundenheit.
- Unterstützende Punkte der oberen funktionalen Zone: JM 17 (siehe Hände helfen heilen, Seite 90).

WEITERE ENTSPRECHUNGEN VON «FEUER»	
Emotionen	Freude, Ekstase, Schuldgefühle, Scham und Schreck – also Emotionen von «himmelhoch jauchzend» bis «zu Tode betrübt» – sollen aktiv integriert werden. Das Kippen von manischen in depressive Stimmungen kann so gemildert oder aufgehoben werden.
Sinnesfunktion	Die Zunge als Mittel der Kommuniktion und der eigenen Offenbarung («Er trägt das Herz auf der Zunge»).

■ Wandlungsphase «Metall» = «Herbst»-Übung (Bild 7 und 8)

ENTSPRECHUNGEN	
Organpaar	Lunge und Dickdarm
Jahreszeit	Herbst

Ausgangsstellung: Wir stehen oder sitzen. Die Arme sind waagrecht gestreckt.

● Nun werden die Unterarme auf die Brust geführt und wieder ausgestreckt und wieder zur Brust geführt. Die Aufmerksamkeit ist auf die volle Spannung der Arme und Daumen gerichtet.

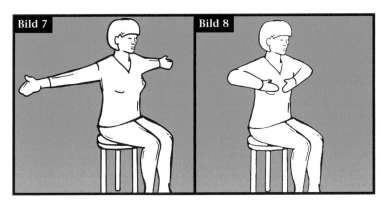

Bild 7   Bild 8

Das Tempo des Öffnens und Schließens der Arme bestimmt der Atem. Nicht etwa umgekehrt.

● Nun legen wir die Hände mit der Handinnenfläche nach unten auf die Oberschenkel und spüren die Veränderungen.

Wenn die Aufmerksamkeit genügend lange auf die Atmung und die Muskelspannung der Arme gerichtet war, können wir uns subtileren Phänomenen zuwenden: Wir üben das Öffnen und Schließen gegenüber unseren Mitmenschen, d.h. Nähe und Distanz, Öffnen und Schließen. Wir üben das Aufnehmen und Abgeben – das Nehmen und Geben.

● Durch Verlangsamung der Atmung und dadurch auch der Bewegung kann die dosierte Energie geübt werden. Im Prozeß der Verfeinerung liegt auch ein Prozeß der Verlangsamung; es entsteht so ein Gefühl, wie wenn es keine Zeit gäbe.

- Dann wieder die Hände mit den Handinnenflächen nach unten auf die Oberschenkel legen und den subtilen Veränderungen nachspüren.

Erläuterung: In der WP «Metall» wollen sich die subtilen Energien im Menschen entfalten, Kreativität, Inspiration und vor allem die Intuition. Es entsteht ein Gefühl des Ausdehnens, des Sich-Verfeinerns. Man merkt, irgendwie wird man ein anderer und ist doch der gleiche.

Arbeit an der aktiven Integration

- WP «Metall» in Leere = Dieser Typus ist beunruhigt, unsicher, zaghaft, sieht überall Schwierigkeiten, kann sich anderen nicht anvertrauen und nörgelt gerne. Wenn nötig, kann er aber sehr tapfer und ausdauernd sein.
- Fülle der WP «Metall» = Die meisten Vertreter dieses Typus sind geistig aktiv, leutselig und gesellig. Plötzlich ist aber «die Luft draußen», sie «kippen», werden plötzlich traurig, kraftlos und instabil.
- Die Herbst-Übung aktiviert das Gefühl von sich öffnen und wieder zurücknehmen zu können. Sie verfeinert die Qualitäten von Ausdauer, Mut und Mitgefühl.
- Unterstützende Punkte der oberen und der unteren funktionalen Zonen: **JM 17** und **JM 6** (siehe Hände helfen heilen, Seite 93).

WEITERE ENTSPRECHUNGEN VON «METALL»	
Emotionen	Die Gefühle der Trauer, der grenzenlosen Verlassenheit sollen integriert werden.
Sinnesfunktion	Nase: Wittern, die «Nase im Wind halten». Arbeit an der aktiven Integration.

■ **Abschluß**

● Nach jeder WP-Übung legen wir uns auf den Rücken und atmen ruhig und entspannt in den Bauch: Mit der Zeit werden wir spüren, daß nicht mehr wir es sind, die atmen – wir werden geatmet. Wir spüren auch, wie eine leichte Schwingung durch den ganzen Körper fließt, ein Zeichen, daß er regeneriert; jede seiner Zellen wird nun mit frischer Energie versorgt. Ein leichtes Kribbeln in den Händen und Füßen verrät uns, daß sich auch die Durchblutung in den Extremitäten verbessert hat und Schlackenstoffe aus dem Organismus befördert werden.

● Der Abschluß ist dann gemacht, wenn wir unsere Hände auf den Bauch legen und uns wieder für den Alltag zentrieren.

Adaptation: Anpassungsvermögen, Anpassung, z. B. von Organen
Analogie: Ähnlichkeit, Gleichheit
Arthrotisch: degenerative Erkrankung eines Gelenks
Autodestruktiv: selbstzerstörend
Bilateral: zweiseitig
Circulus vitiosus: Teufelskreis
Degenerative Erkrankung: Erkrankung mit strukturellen/funktionellen Veränderungen
Endokrine Insuffizienz: Schwäche des hormonellen Systems
Energetik: philosophische Lehre, die die Energie als Wesen und Grundkraft aller
   Dinge sieht
Entität: gegebene Größe
Genetisch: erblich bedingt
Homöostgase: Selbstregulation eines (biologischen) Systems
Hypersensibilität: Überempfindlichkeit
Hyperton: in erhöhter Spannung
Induzieren: vom besonderen Einzelfall auf das allgemeine, Gesetzmäßige schließen
Integration: Einbeziehung, Eingliederung in ein Größeres
Intuitiv: durch Eingebung, ahnendes Erfassen
Ischämie: Blutleere, Blutmangel
Komplementär: ergänzend
Konfuzinanismus: die auf dem Leben und der Lehre des Konfuzius (etwa 551 bis etwa
   470 v. Chr.) beruhende ethische, weltanschauliche und staatspolitische Geisteshaltung
   Chinas und Ostasiens
Konsens: sinngemäße Übereinstimmung von Willen und Willenserklärung
Kontraktion (Muskeln): Zusammenziehung
Kosmologie: Lehre von der Entstehung und Entwicklung des Weltalls
Lumbalgie: Lendenschmerz
Labilisieren: schwächen
Mentale Einwirkung: auf die Psyche einwirken
Makrokosmisch: das Weltall betreffend
Mikrokosmisch: die Lebewesen betreffend
Moxibustion: reizen der Haut an den Akupunkturpunkten durch Hitze
Muskelatrophien: Schrumpfen oder völliger Funktionsverlust eines Muskels
Mystisch: geheimnisvoll, dunkel
Neuron: Nerveneinheit, Nervenzelle mit Fortsätzen
Parameter: Maß
Pathalogie: Wissenschaft von den Krankheiten, besonders von ihrer Entstehung und
   den durch sie hervorgerufenen organisch-anatomischen Veränderungen.
Perinatal: vorgeburtlich, rund um die Geburt
Physiologie: die Lebensvorgänge im Organismus betreffend
Physiotherapie: Behandlung von Erkrankungen oder Verletzungen mit physikalischen
   Methoden/Mitteln (Massage, Wärmetherapie usw.)
Prävention: Vorbeugung, Verhütung
rational-binäre Logik: vernünftige, aus zwei Einheiten zusammengesetzte Logik
Regression: Zustand des Innehaltens, des Loslassens
Reinkarnation: Übergang der Seele eines Menschen in einen neuen Körper und in eine
   neue Existenz
Relevanz: Wichtigkeit
Rigide: streng, unnachgiebig
Schamanismus: Heilkunst der Naturvölker
skoliotisch: seitliche Verkrümmung (Wirbelsäule)
Somatisch: den Körper betreffend
Struktive Prozesse: Verhärtungsprozesse
Symmetrie: beide Körperseiten gleich, ähnlich einem Spiegelbild
Symptome: Hinweis auf eine Erkrankung oder Störung
Synapsen: Umschaltstelle zwischen Nervenfortsätzen, an der nervöse Reize von einem
   Neuron auf ein anderes weitergeleitet werden
Taoismus: philosophisch bestimmte chinesische Volksreligion, die den Menschen zur
   Einordung in die Harmonie der Welt anleitet
Typologie: Lehre von der Gruppenzuordnung auf Grund einer umfassenden Ganzeit von
   Merkmalen
Urogenitales System: System der Harn- und Geschlechtsorgane
Vegetatives Nervensystem: faßt die Nerven zusammen, die unbwußte, «automatische»
   Reaktionen des Körpers steuern, z. B. der Organe, Blutgefäße und Drüsen.

Bateson, Gregory: Geist und Natur; eine notwendige Einheit. Suhrkamp Verlag, 1982.

Baviera, Bruno: Backademy, die Rückenschule der Schweiz. Schweizerische Rheumaliga, 1992.

Boyesen, Gerda und Mona-Lisa: Biodynamik des Lebens; die Gerda-Boyesen-Methode. Synethesis, 1987.

Eliade, Mircea: Schamanismus und archaische Ekstasentechnik. Rascher, 1956.

Grawe, K.: Schema-Theorie und interaktionelle Psychotherapie. Forschungsbericht, Universität Bern, 1986.

Grof, Stanislav: Geburt, Tod und Transzendenz. Kösel, 1985.

Harner, Michael: Das verborgene Universum des Heilers. In: Bernie Sigel, R.C. (Hrsg.).

Hebener, Gerhard: Homo - unsere Ab- und Zukunft. Büchergilde Gutenberg, 1968.

Henderson, Julie: Die Erweckung des Inneren Geliebten. Ansata, 1989.

Jantsch, Erich: Die Selbstorganisation des Universums. Hansen, 1979.

Jung, C.G.: Band 14 GW. Walter, 1984.

Klappsches Kriechverfahren. Thieme Verlag.

Lao-Tse: Tao-Te King. Dietrichs, 1972.

Louis Victor/Coaz Walter: Streß, was tun? Krankenkasse Helvetia.

Mantak, Chia: Tao Yoga. Ansata, 1985.

Moss, Richard: Krankheit - Tor zu Wandlung. Ansata, 1985.

Nguyen Van Nghi: Pathogenese und Pathologie der Energetik in der chinesischen Medizin. Medizinisch Literarische Verlagsgesellschaft, Uelzen, 1974.

Porkert, Manfred: Die theoretischen Grundlagen der chinesischen Medizin. Acta medicinae sinensis, 1991.

Reich, Wilhelm: Die Funktion des Orgasmus. 1969 und die Charakteranalyse. Fischer TB, 1975.

Schnorrenberger, Claus/Ching-Lieu, Kiang: Klassische Akupunktur Chinas. Hippokrates, 1974.

Vester, Frederic: Phänomen Stress. Verlags-Anstalt. 1976

Zimmermann, Georg: Aspekte des Herzens in der chinesischen Medizin; aus einem unveröffentlichten Werk.

Der Autor gibt gerne Adressen (CH) von Therapeuten und Therapeutinnen mit Ausbildung in energetischer Therapie bekannt. Für Interessierte besteht die Möglichkeit, sich berufsbegleitend in energetischer Therapie ausbilden zu lassen. Auskunft über Kursdaten und Kursort usw. erteilt der Autor.

Anschrift: Praxis für Energie- Körperarbeit, Walter Coaz, dipl. Physiotherapeut, Freihofstrasse 14, Küsnacht, CH-8703 Post-Erlenbach, Tel./Fax 01/912 19 90 (Auslandgespräche 0041 1/912 19 90).

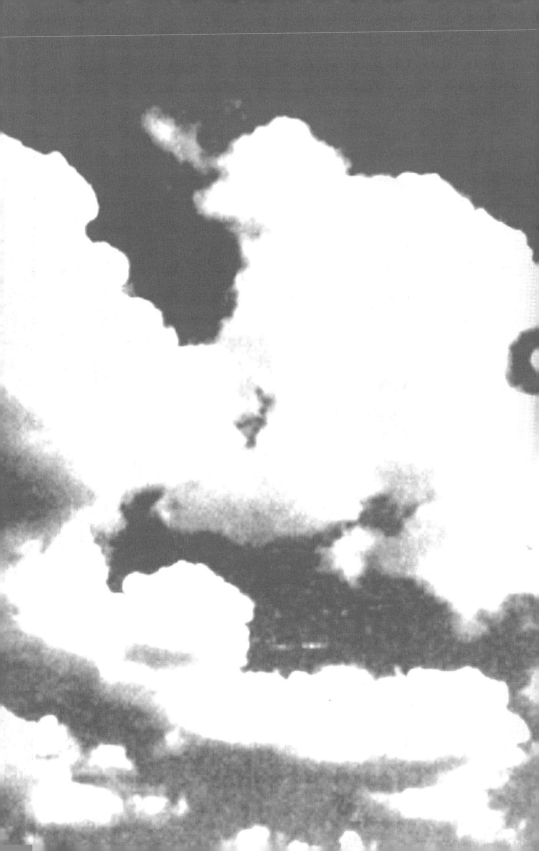